會喝才健康

胡建夫◆著

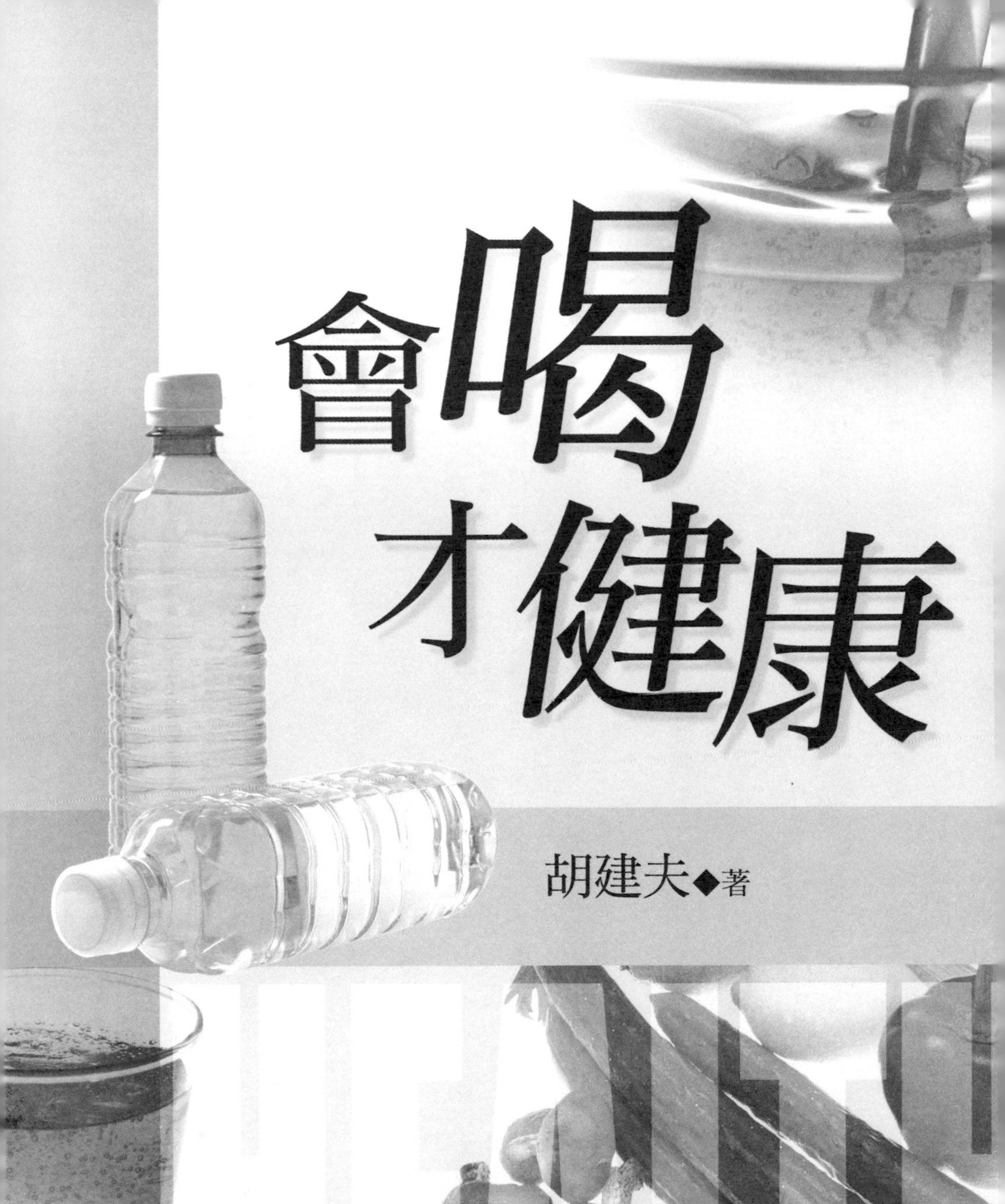

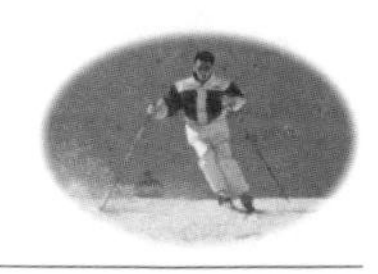

自然飲品保健康

張國芳

「這本書太重要了！」這是我讀完此書之後的第一個感想。

《會喝才健康》是一本實用、完整，也最符合國人閱讀的健康書；作者從健康、健美的角度重新檢視「喝」的習慣。畢竟隨著生活水準的提高，喝水不再只是爲了解渴。目前市售的飲品五花八門，種類數量之多，難以盡數。有鑑於此，作者費心蒐集資料、歸納整理，以淺顯易懂的方式，仔細列舉各種喝出健康與健美的建議，其中包括〈水〉、〈醋〉、〈果菜汁〉、〈糙米湯〉、〈優酪乳〉、〈蜂王漿〉、〈蘆薈汁〉、〈茶〉等八個篇章，內述方法不僅能輕易實踐，更能達到改善體質、促進健康的目的。

儘管筆者在藥學上學有專長，也曾任職於某大藥廠，然仍無可諱言——如果我們能在平常的飲食上做適當的營養補充，所獲得的好處絕不下於藥物的輔助！從本書中可看出作者在這方面所下的工夫，希望藉由自然的飲品，來調理身體，十分難能可貴。

再次向您推薦這本好書——《會喝才健康》。

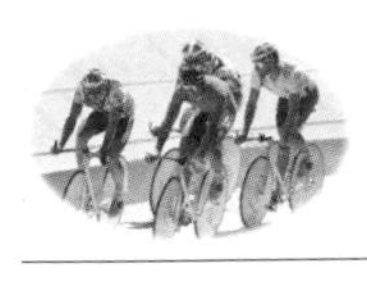

乎乾啦！

胡建夫

《紅樓夢》中賈寶玉曾說：「男人是泥做的，女人是水做的。」

然而，根據生理學上的分析，水分約占男人體重的百分之六十，女性的百分之六十五；嬰兒期可能高達百分之七十以上（甚至百分之八十五）。因此，不論男人、女人，應都是水做的！

從實際的生命現象來說，人如果不進食，但仍給予充足的水分，大約可存活二十天，最長可達七十天。然若完全不喝水，不吃含水分的食物，則只能活三天；天氣炎熱時，甚至難以捱過兩天。

可見水對於人體占有相當重要的地位。

隨著生活水準的提升，現代人喝水已不僅為了解渴，還注重口感和功能，偏好能促進健康與健美的飲料，儼然形成嶄新之「喝的文化」。

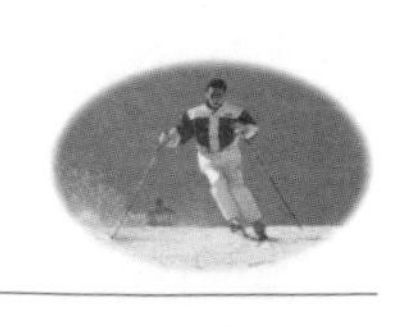

本書《會喝才健康》便是因應現代人對飲料所抱持的新態度而產生，內容包羅萬象，能提供讀者最完整的飲料資訊。

每個人除了每天應該喝六～八大杯左右的水之外，事實上仍有許多其他飲料含有豐富的養分，對人體十分有益，像是醋、果菜汁、糙米湯、優酪乳、蜂王漿、蘆薈汁、茶等，在本書中都有詳盡的說明，千萬不可錯過。

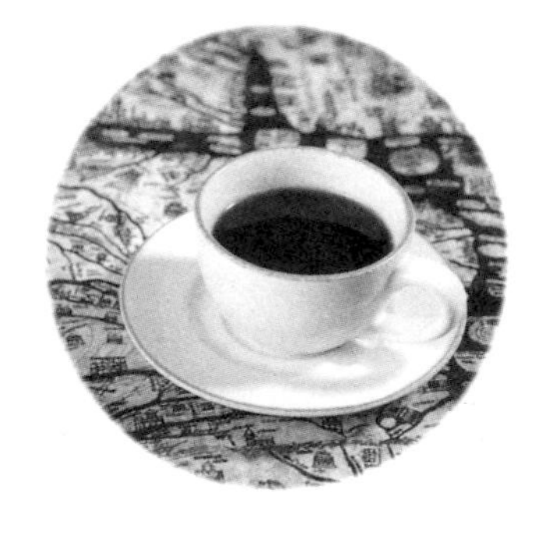

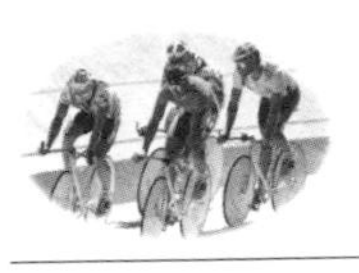

目錄

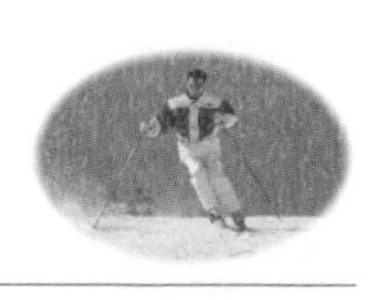

目錄

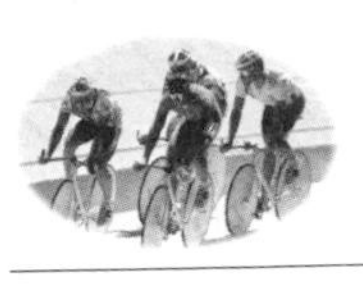

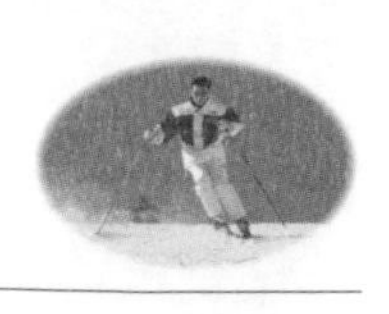

六、果菜汁　107

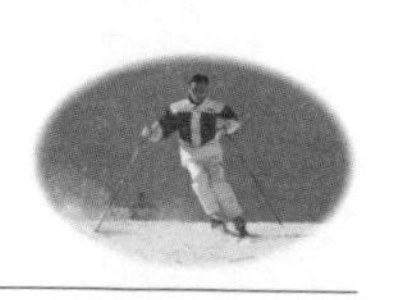

水

喝水可排除毒素。促進血液循環。保持適當體溫。沖山泌尿道結石。潤滑關節。幫助消化吸收。緩和緊張情緒。消除自由基。預防老化。消除異味。使皮膚美麗。

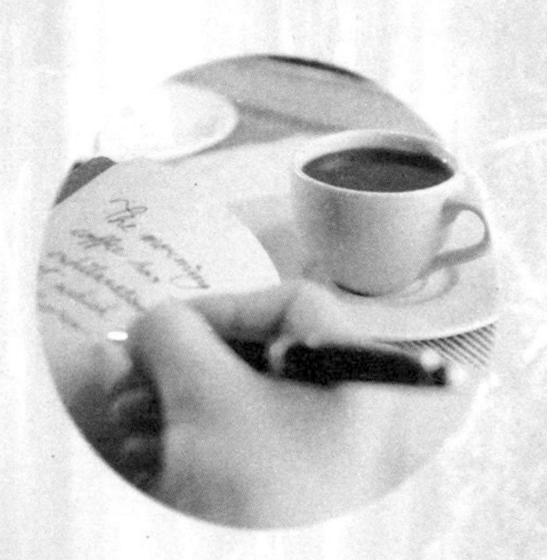

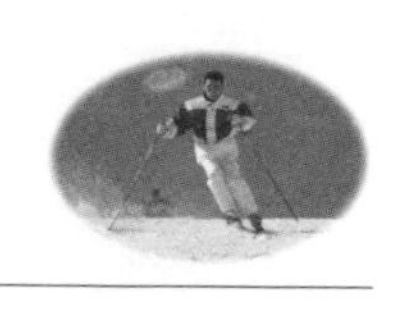

一、這是我們喝的水嗎？

水分的來源很多，幾乎所有可食用的物品中，或多或少都含有水分；但對人體而言，這些食物中的水分攝取量還是不足，必須再額外補充。

最尋常、簡便、價廉的水分來源，不外是「白開水」。但近幾年來由於河川與水源污染嚴重，自來水中不得不添加殺菌、除臭藥水與漂白劑；使得水中含有消毒劑的味道。另有研究指出，這類消毒劑含有致癌的三鹵甲烷，使得許多不信任飲用水的人，紛紛購買山泉水或桶裝、瓶裝水飲用。

蒸餾水是幾年前頗爲流行的飲用水，由於純蒸餾水是經蒸餾而得，所以乾淨到甚至不含礦物質。有的人因而擔心，缺乏鈣、鎂、鐵等礦物質，是否容易對人體造成不良影響。實際上，沒那麼嚴重，因爲我們的礦物質來源並非只有飲用水而已。

而礦泉水則是目前最炙手可熱的飲用水。依照我國的標準，礦泉水乃指：藏於地下，由自然湧出或人工抽取的天然水源中取得；因爲水本身已含有足夠的礦物質，故在製造過程中不添加礦物質，也不再摻入二氧化碳等；而除了以物理方式殺菌外，不可加氯或以其他方式處理水質。再者，應以自動化設備罐裝、密封，以避免因使用其他容器包裝運送，而受到污染。

這幾年，包裝礦泉水蔚爲風潮，主要是拜自來水水源污染、飲用者不放心所賜，加上攜帶方便、隨時隨地都買得到，所以成爲現代人的最愛。

喝水除可維持身體機能正常，新陳代謝暢旺之外，攝取充足的水分至少還有下列好處：

- 排除毒素、促進血液循環。
- 保持適當體溫。
- 沖出泌尿道結石。

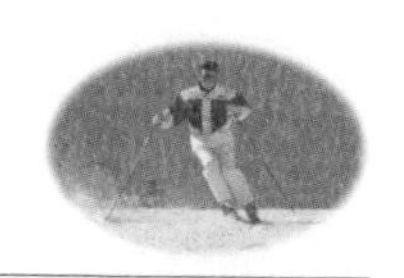

・潤滑關節、幫助消化吸收。
・緩和緊張情緒。
・消除自由基、預防老化。
・消除異味、使皮膚美麗。

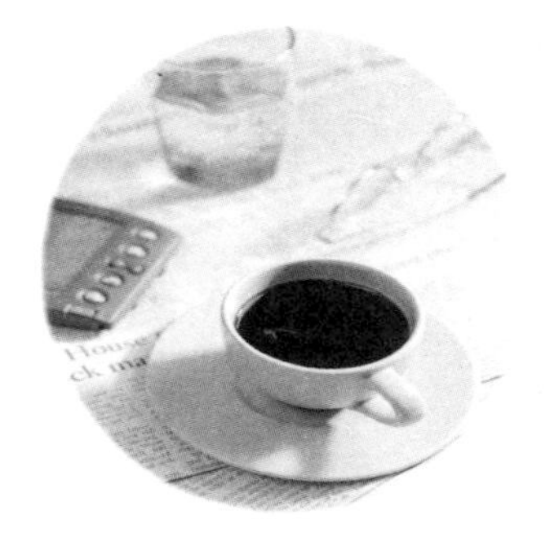

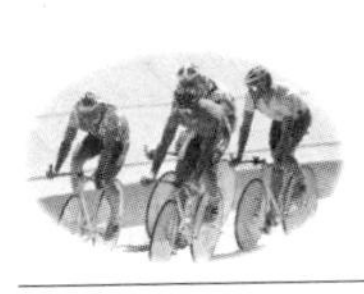

二、喝水健康法

水是全身體液的媒介物，從唾液協助食物吞嚥入肚，至消化液分泌、分解食物，到小腸吸收、進入血液，循行全身。而代謝之後產生的廢物，也仍需靠水分協助，變成汗、尿液或糞便排出體外；甚至於呼吸過程中，也需要水分來滋潤、避免呼吸道乾燥、難受；有賴於皮膚水分蒸發的作用而爲了維持體溫恆定。

可以說除了肝硬化、腎臟病和心臟衰竭等病人不宜多量飲水之外，每個人都應該喝六~八大杯水，亦即至少 2000cc，若能喝 3000cc 以上，身體機能的運作就會更順暢。

＊333喝水法

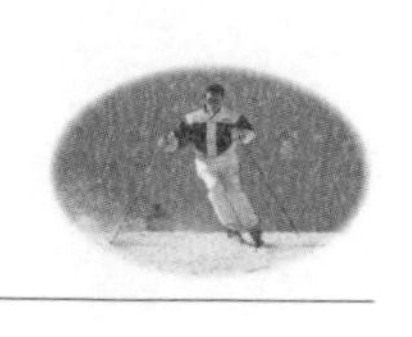

所謂333喝水法，即「一天三杯、三次、三分鐘」之健康喝水法。三杯，每杯五百~七百毫升；三次，早上空腹時、下午吃點心時、晚上就寢前三十分鐘至一小時左右；飲用時一次約三分鐘。

不論是什麼食物、飲料，都必須講求適性、適時、適量的原則，連喝水也不例外。只要能夠不急不躁，以平靜、恬適的心情，養成慢慢喝水的習慣，對日常生活中身體節奏的調整非常有幫助。

*日常正確喝水法

根據生理學上的分析，水分約占男人體重的百分之六十，占女性的百分之六十五；嬰兒期可能高達百分之七十以上。所以，水為形成人體的最大成分，而水的補充和排泄等相關問題，應不容忽視。

以下提出幾則日常正確喝水法：

(1)天熱時喝水法

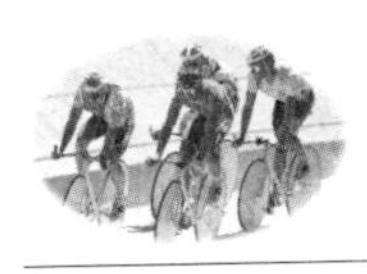

夏日炎炎，咕嚕咕嚕一口氣喝下一杯冷水，眞是棒透了。但這種一口氣猛灌一大杯水的喝法是不正確的！

因爲一下子喝下大量冰水，會令肚子冷卻，促使身體排出過量的汗水。此外，如果出汗不是太多的話，最好不要立刻補充水分，可以等一段時間，疲勞稍微消除之後，才一點一點慢慢喝。如果流了過多汗水，異常口渴時，可在水中加入少量食鹽，使它變成和體液滲透壓大約相同爲百分之零點九的生理食鹽水。

(2)就寢前喝水法

過去有人認爲睡前喝水不太好。其實滿腹或飽食後又喝水確實不妥，但只要肚子不是很撐，一杯左右的水是沒關係的。因爲這樣可以緩和腦部的充血現象，同時也可以帶給腹部安定感，反而能睡得更香甜。

至於喝的時間，最好在睡前三十分鐘到一小時。有些人擔心睡前喝水，到了半夜如果想起來上廁所，會擾亂睡眠，所以乾脆到了晚上就一律不喝水，這種做法不益於人體的生理，因爲積存尿液容易引起尿路結石和膽結石。

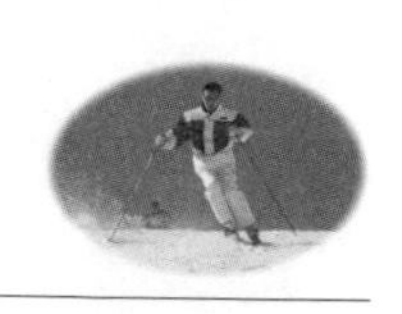

(3)極疲勞時的喝水法

愈是疲勞的時候，愈要補充適量的水分。喝水不但能使心情煥然一新，而且還能排除生理上老舊的廢物，帶給內臟器官各機能新的活性和養分。所以，非常疲勞時喝些水，不但可以稀釋和排泄積蓄在體內的疲勞性物質，而且還可促進全身的新陳代謝，爲各組織補充能量與養分，帶來身心的活力。

(4)飯前喝水法

飯前先喝少量的水，能促進食欲並調整腸胃。因爲水對腸胃具有暖身的準備作用，能使腸胃的機能活潑起來。量的方面，通常半杯左右就足夠了，有時只需一、兩口即可。而飲用的理想時間爲用餐前三十分鐘左右。

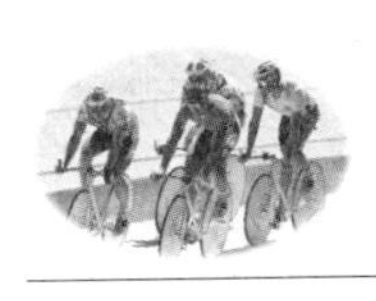

三、喝水健美法

如果只要喝水就能變美，聽起來是否有些不可思議呢？不要懷疑，多喝水的確能讓您「水噹噹」！

＊喝水美容法

在美容方面，便祕是影響年輕、氣色、精神與美麗的頭號殺手，不但會使人面色難看，而且也是形成皺紋、痘痘、濕疹、黑斑的原因。

水——不但可解除便祕現象，也能排除腸胃內有毒有害的物質。而充足的水分，可促進新陳代謝旺盛，毒素與廢物排除盡淨，人體當然健康，皮膚也會更爲豐潤、亮麗。

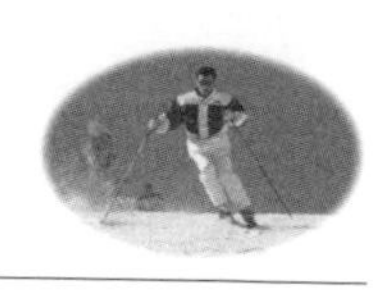

唯有水，才是身體內部之天然化妝水、美容水，維繫生命和青春永駐全拜水之賜。

＊喝水與代謝、解毒

人體基本上是從外界攝取食物和空氣後，經過體內的分解和生產作用，才製造出必要的熱與能量。人體同時還會不斷產生不必要的物質，例如：肺的碳酸氣體、腸內的糞便、腎臟的尿液等等，如果這些廢物一直積蓄於體內，對人體百害而無一利。而要將這些不必要的老廢物排放出去，所不可或缺的物質就是水。

我們每天所吃的食物和藥物，除了本身可能具有毒素之外，消化、分解之後所剩餘的廢物，也需經由各個排泄器官排出體外，包括大小便和汗液等。這些東西一定要靠充足的水分才能帶出體外，如果水分不足，由於體溫與運動的關係，血液會變得黏稠、流動不順，而引發諸多疾病。

其餘像泌尿系中殘留的毒素或尿道口的細菌，都有賴充足的尿液來沖刷，才不會致病；而要有充足的尿液，先決條件就是攝取充足的水分，且勤於排尿。

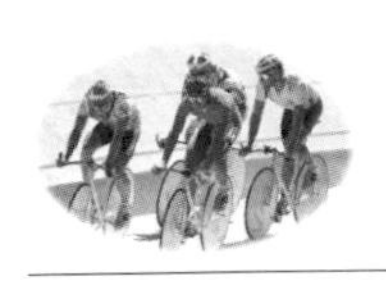

＊喝水與減肥

再也沒有比水更好的「瘦身妙方」了！晚餐前三十分鐘左右，慢慢地喝上半杯水的話，可以為晚餐時的腸胃做好暖身運動，同時也可穩定情緒，避免暴飲暴食。

就寢前三十分鐘到一小時，喝一杯水，可以稍微緩和已經感到的空腹感。

在三餐用飯的間隔期間，肚子實在餓得受不了時，不妨先試著用喝水這個方法來抑制吃零食的欲望。

水的卡路里為零，就算喝得再多，也不會產生熱量，反而能促進新陳代謝，使排便通暢，因而有防止多餘能量在體內被吸收沉著的效果。

當節食者閒得發慌或遭逢不安情緒侵擾時，得先抑制伸手拿取甜食的欲望，做個深呼吸，試著平靜的緩慢飲用少量的白開水，重新找回生活的節奏。

＊緩和緊張情緒

初次上台、約會、演講或主持會議，由於緊張或興奮，往往會覺得喉嚨乾癢、忍不

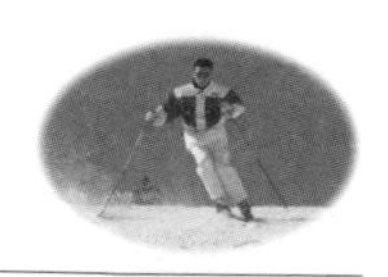

住咳嗽或嗓音突然沙啞不清，此時如果輕啜一口水，既可緩解緊張、興奮的情緒，又可滋潤喉嚨，以防止因口齒不清而破壞了自己的形象。

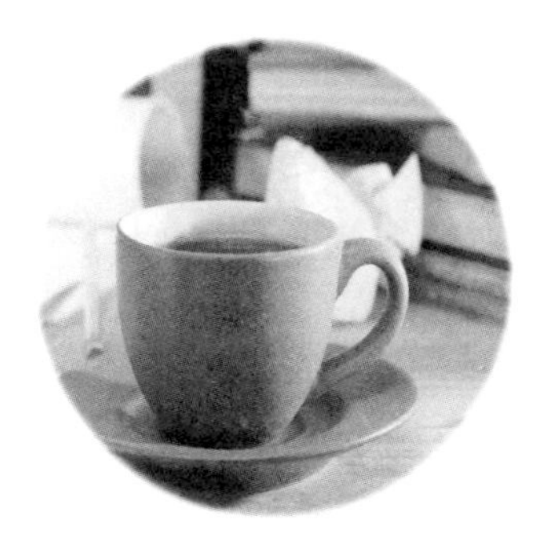

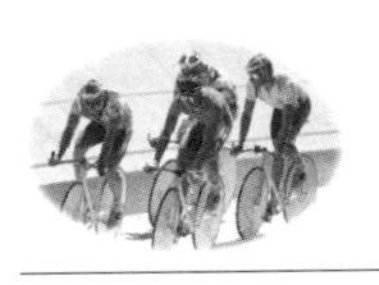

四、喝水療病法

在民間療法中，所謂靈泉或其他地域之礦泉是具有療效的。但您可能不知道，即使是單純的生水，對於各種疾病的治療，一樣也可發揮優良的功效。

＊水的藥效

・喝水能刺激消化器官，促進全身的新陳代謝。

・氣定神閒的飲水，可有鎮靜精神的效果。

・水可以活絡消化器官、促進消化吸收的功能，還能使血液和淋巴循環良好，把富含養分的體液，順利配送至身體各組織。

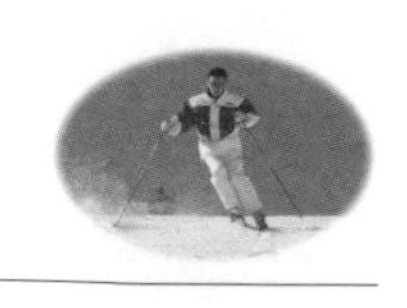

・多喝水會常排尿，因此可將體內老舊廢物運出。

・流汗時多喝水，可發揮調節體溫的作用，也有促進新陳代謝的功能。

・便祕時多喝水，可軟化囤積於體內的糞便，使之更易於排化。

・誤食時可藉由喝水催吐。

・喝水也兼具催眠的效果。

＊喝水對腸胃病的效用

・刺激並提高腸胃活性。

・稀釋腸胃中消化不良的食物，並促進其排泄。

・可以沖淡口味，避免鹽分過多而導致胃潰瘍、胃癌、腸疾病和高血壓、腦溢血、腎臟病等。

・藉由333喝水法，規律飲食，不造成腸胃的負擔。

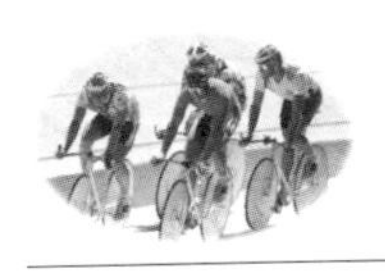

*喝水對血管疾病的效用

動脈硬化症被認爲是身體中過剩的營養素，在體內燃燒不完全，而沉積於血管所導致。

一般人飲食無度，過度攝取養分，在體內變成老廢物，尤其當囤積於重要動脈中時，往往因此造成衰老、引發成人病。

而水，可以將我們體內無所不在的老廢物運送出去，並淨化、清掃人體內之殘污納垢。

高血壓常引發動脈硬化症。治療高血壓的兩大要點，不外乎均衡營養之攝取並避免身心過度勞累。其中，在飲食方面，最重要的是減鹽和節食，而能幫助我們同時達成這兩項目的者，就是——多喝水。

以水取代各式各樣的加工飲料、人造飲料，養成喝白開水的習慣。一旦習慣了白開水的清淡滋味後，對鹽分、苦味、甜味等之敏感度也相對提高，往後只要一超過限度，

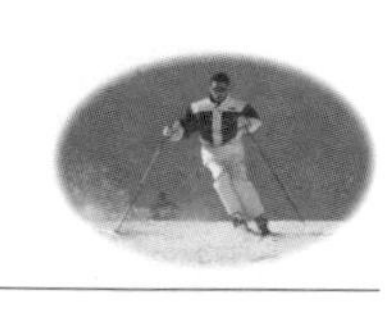

就會自然而然的遠離。

喝水的好處多多，充分飲用適量的水，還可使血液循環保持在最佳狀態。爲了預防血液成分濃密化，晚上睡前三十分鐘至一小時前，不妨喝一杯水。

＊喝水對尿路疾病的效用

尿液由腎臟產生，再排出體外。從腎臟開始，到把尿液排出體外爲止的這條導管，稱爲尿路。

尿路還可以再細分爲從腎臟到膀胱爲止的這段細導管爲尿管，從膀胱到末端爲止爲尿道。特別是在水分缺乏時，往往會於尿路形成結石。

一般認爲體液異常變化、尿液形成異常，與憋尿等，都是形成結石的肇因。爲了預防結石形成，必須調節尿液成分，控制尿液不致過度濃化，同時，也應適度排尿，勿使尿液長時間停留在腎臟和膀胱裡。

除了憋尿、抑制尿液排出體外，其他還有膀胱炎、尿道炎、尿管炎等，也都是使尿液變濃，造成尿中細菌增殖的原因。

要預防和治療上述尿路感染症，必須充分攝取足夠的水分，並養成適時排尿的習慣。

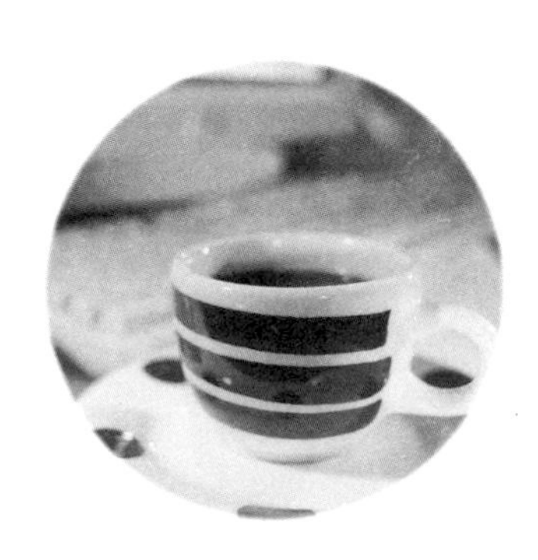

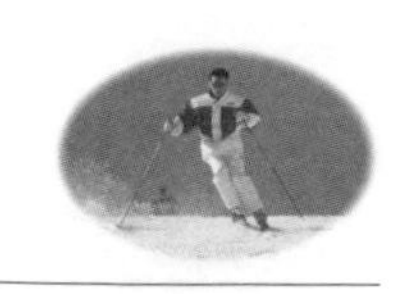

五、安全居家飲水法

什麼樣的水品質優良且適合飲用呢？一般而言，起碼水中應不含有害成分、硬度適中、酸鹼值符合標準、適度含有氧和二氧化碳、含有必須礦物質五大原則。

＊人工淨水

每天都須喝水，而水也直接關係人體的健康，如何在居家日常生活中便能喝到乾淨又安全的水呢？除了準備性能優良的家庭用淨水器、細心挑選市售瓶裝水之外，再者即是利用曝氣、過濾、添加、吸著等方法，自己動手了！

水中有時會產生鐵鏽味，通常，含有多量鐵或錳的水較澀，有時也會有赤鏽。面對

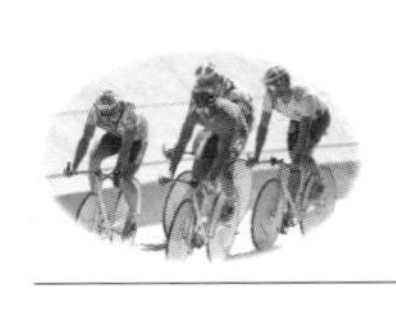

這種情況，除採用空氣中滴下、噴霧、通氣、攪拌等氧化法之外，也可使用電解法或添加石灰、碳酸鈉灰等方法。依照上述方式處理，效果相當好。

另外，水中有時會產生臭氣或形成顏色。前者是因爲硫磺、鐵分等無機性物質和氯、氯化合物、浮游生物、藻類生產物、腐植質等有機性物質所造成；後者則是由溶解性不純物或浮游物質所產生，例如鐵或鈣的碳酸鹽溶解後，會變成灰綠色，摻有腐植質時，又會變成淡黃色。

關於除臭，除曝氣法外，還有藥品沉澱法、漂白法、活性碳法、煮沸法、過濾法等，除去顏色的方式也大約相同。但不論除臭或除色，都必須使用木炭，甚至活性炭，所以也需要準備水槽和過濾槽。

＊淨水器淨水

人工淨水畢竟略顯繁雜，對忙碌的現代人而言，家庭淨水器無疑是更適當的淨水方式。

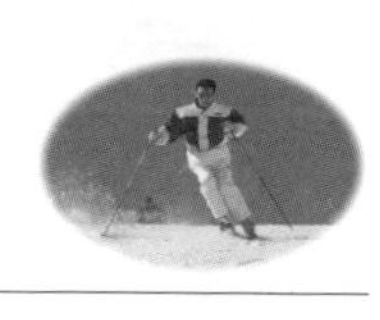

家庭用淨水器的構造是：特殊活性炭裝置、粉狀或粒狀的碳酸鈣過濾層、氯化合物三鹵甲烷的除去、微濾層等。

只要能愼重選擇淨水器並適當且正確的使用，便能安心的飲用水。

*讓水安全又好喝

水中含有較多的鈣、鎂等礦物質者爲硬水，含量較少者爲軟水；太硬或太軟對身體都不好，一般而言，以一千公克水中含有礦物質五十毫克，亦即礦物質含量約百分之五較符合理想。

通常水的PH值7者屬於中性水，略低則偏酸性；略高則偏鹼性。一般而言，PH值8至9的水喝起來較可口。

另外，水的結構是二個氫一個氧，但實際上，飲水中如果含有適量的二氧化碳會感覺比較可口；通常一公升的飲用水中最好含有二十毫克的氧，口感最佳。

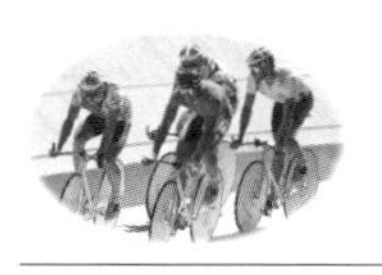

＊讓水更好喝有何簡便妙方呢？

• 採333喝水法。
• 盡量於水溫攝氏十二度左右時冰涼的飲用。
• 滴幾滴茶或檸檬汁在水中飲用。
• 視個人需要，適時使用淨水器或瓶裝、盒裝的水。

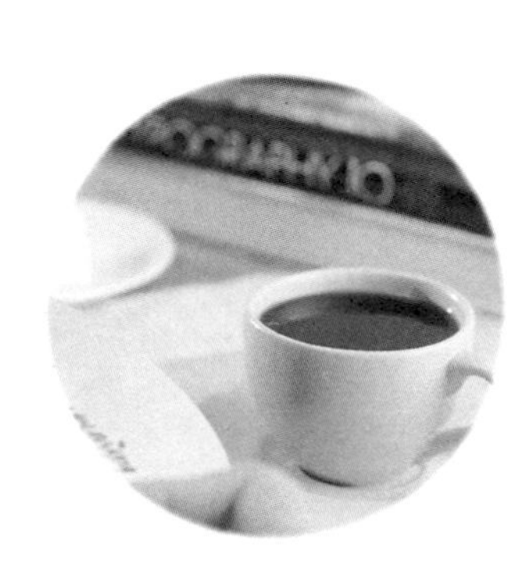

醋

一般人以動物性蛋白質和脂肪為中心的飲食習慣，通常會導致弱酸體質，醋喝起來雖然是酸的，卻是一種能使身體變成鹼性的強鹼性食品，多喝絕對有益健康。

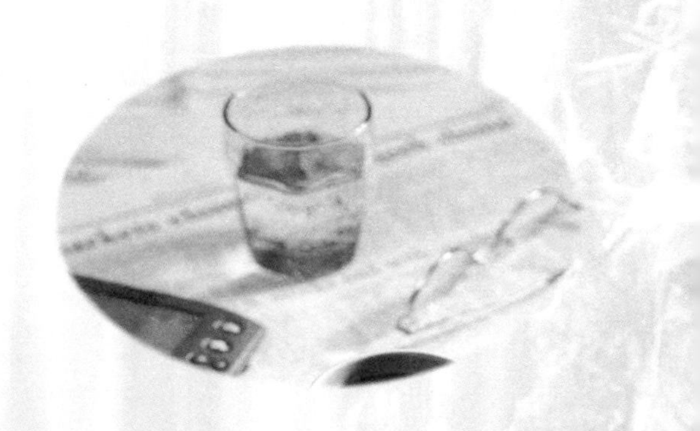

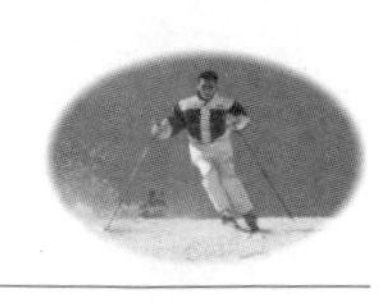

一、醋只能當調味料嗎？

糖醋排骨、醋漬海蜇皮、醋浸小味魚……

這些食用醋的料理，光聽菜名就已讓人垂涎三尺。但是醋除了廣泛被利用在烹調方面之外，它還有些什麼用途呢？

事實上，民間有許多以醋爲主要成分的偏方和紀錄，顯示醋對健康和美容有極大的影響。而隨著醫學科技的發達，更進一步證明了它的效用。

以健康來說，維持人體的弱鹼性是十分重要的。一般人以動物性蛋白質和脂肪爲中心的飲食習慣，通常會導致酸性體質。而醋喝起來是酸的，但卻是一種能使身體變成鹼性的強鹼性食品，多喝絕對有益健康。

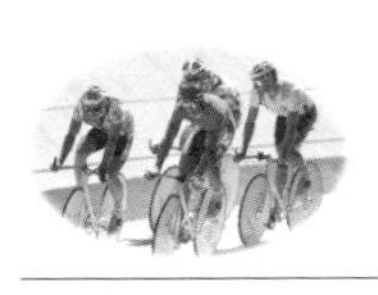

以下概述醋的營養與功效：

(1)防止血液和體液酸性化、保持健康狀況時的弱鹼性，促進廢物排泄。

乾淨的血液呈弱鹼性，平常排泄血液中的廢物時，因黏性低，所以在微血管中都能順利流通，經腎臟處理後，由尿液排出。反之，飲食偏重動物性蛋白質、脂肪者，則會製造出更多不必要的廢物，使動脈硬化或加重腎臟負擔，產生尿毒症等。而多喝醋則有助於改善此種情況。

(2)促進HDL生成，增進易附著於動脈壁上膽固醇之排泄，防止動脈脂肪蓄積。

HDL是指良性脂蛋白質的高密度脂蛋白質，具有促進脂質代謝（尤其是膽固醇的代謝），抑制其附著於動脈壁上、預防動脈硬化的作用。醋因爲可以促進膽固醇和中性脂肪的代謝，所以具有預防高脂血症、動脈硬化的作用。

(3)有抑制過酸化脂質的作用

脂肪酸若被酸化，會成爲過酸化脂質。蓄積過酸化脂質不僅會降低全身的生理機

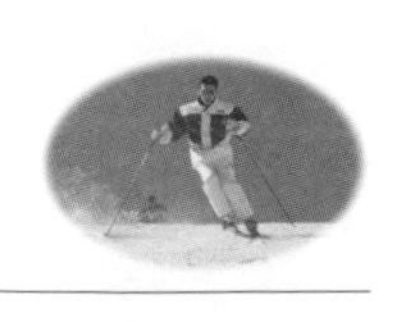

能，導致提早老化，也很容易引起動脈硬化和組織障礙，而醋中的氨基酸和有基酸則可用來抑制心臟內過酸化質生成。醋除可在體內預防過酸以外，更可防止食品過酸化。

(4)攝取醋並配合適度的運動，可使身體更加柔軟，並能消除疲勞

當肩膀痠痛和肌肉僵硬時，即表示肌肉內的乳酸呈現堆積狀態，因此，疲勞時喝醋，可將體內堆積的乳酸，分解爲碳酸殘渣和水，並予以燃燒，使疲勞消除。

(5)有助於維他命C的吸收

維他命C具有易腐壞的性質，且容易酸化，耐熱和耐鹼的能力都很弱，因此要保存維他命C，就要靠醋了，在烹調時加醋就是這個道理。

(6)促進肌肉的新陳代謝

醋中所含的L氨基醋，可提高皮膚的再生能力，具有促進新陳代謝的作用。

(7)有助於鈣的吸收

許多食物中都含有鈣，但吸收率卻差異極大，而醋能增加鈣的攝取量。醋進入體內後，醋酸和鈣化合成爲醋酸鈣，這種醋酸鈣爲體內容易吸收的成分。

二、喝醋健康法

對於善妒的女人，我們常開玩笑的說她：「怎麼那麼愛吃醋？」不過，此醋非彼醋，多喝好處多。

＊醋的攝取

開門七件事——柴、米、油、鹽、醬、醋、茶，「醋」也在其中占有一席之地，可見它的重要性。不過，要如何攝取才能有效發揮醋的功效呢？每日攝取三湯匙左右的食醋。除了一些可直接飲用的醋之外，也可將一般醋加些糖或蜂蜜使酸味降低，便能輕易入口了。

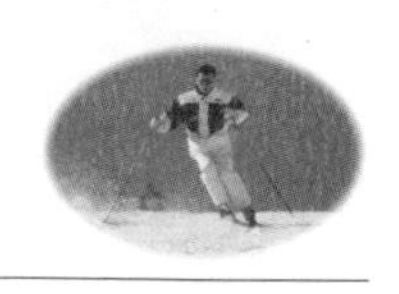

至於醋具有哪些成分呢？
糖質、蛋白質、維他命B_1、維他命B_2、菸草酸、鉀、鈉、鐵、燐、鈣。

＊醋的使用方法

養成多攝取醋的飲食習慣，可使身體更健康。除此之外，醋仍有許多妙用哦！

(1)除臭、殺菌、洗淨

・切魚後，可用醋消除砧板和抹布的臭味。
・鋁製品可用熱水加醋來洗，去除黑垢。
・用醋水可將玻璃杯洗得閃閃發亮。
・新鍋子使用前用醋擦一遍，可防止烤焦或沾上污垢。
・保養皮製品，可用柔軟的布浸泡醋和亞麻仁油來擦。
・在花和草木切口處泡上醋，可延長花的保存時間。

(2)替代藥物

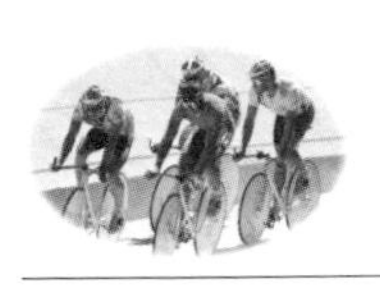

・睡前喝一小杯蘋果醋加蜂蜜，可消除失眠。
・打嗝不止，可藉由喝一小杯醋以制止。
・魚刺梗在喉間，也可喝醋來解救。
・暈車時將醋稀釋飲用，會較感舒適。
・喝酒前後喝醋都具有防止酒醉的效果。
・將醋和鹽各一大匙加入茶杯中，以水稀釋用來漱口，可預防感冒。

(3)烹調好幫手

・在水中加醋來煮，可保持蔬菜原色。
・在烹煮時加醋，可消除魚、肉的腥味。
・將肝臟浸泡醋水一段時間可充分將血液除去。
・烤魚前在表面塗醋，魚皮便不易黏住烤網。
・煮蛋前在水中加醋再煮，蛋殼便不易突然破裂。

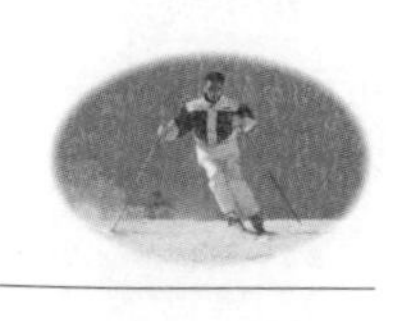

三、喝醋健美法

埃及豔后拿牛奶沐浴，保持肌膚美麗的傳聞衆所皆知，但您可能不知道埃及的另一位女王克麗佩脫拉，則經常將珍珠泡在醋中當作美容液使用，據說她一直到死都保有迷人的肌膚呢！

＊喝醋保持肌膚年輕

醋的主要成分中之醋酸、枸櫞酸、蘋果酸等，都能使碳水化合物和脂肪更有效率的燃燒，轉化成能源。並可分解皮膚和肌肉內的乳酸，使血液流通更爲順暢，促進血液循環。

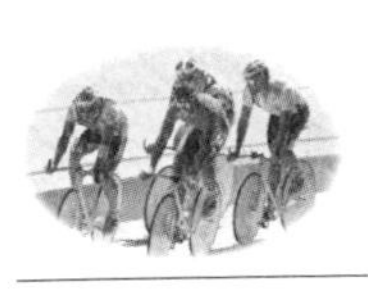

肌膚老化的主因是血液循環受阻，而醋則有使血液循環由內部徹底改善的效果，一旦血液循環良好，新陳代謝也會變得旺盛，肌肉中的廢物不會殘留，皺紋便不會出現，肌膚也能夠常保年輕。

＊喝醋消除褐斑

上了年紀的人往往會在手部和臉部出現斑點，事實上，年齡與褐斑的形成沒有絕對的關係。褐斑是由於肌膚細胞所含的黑色素激烈增加，而出現在表面上所致。包括皮膚的張力、彈性、皺紋和鬆弛，都受到過酸化脂質的影響。

過酸化脂質又被稱爲皮膚的繡，是脂肪過分酸化所造成。體內過酸化脂質增加，細胞便無法正常活動，不僅細胞膜遭受破壞，還會在體內蓄積，使肌膚產生褐斑等老化現象。

維他命E具有防止過酸化脂質發生、預防褐斑、使肌膚保持年輕的作用，而醋也和維他命E一樣具有相當不錯的效果。

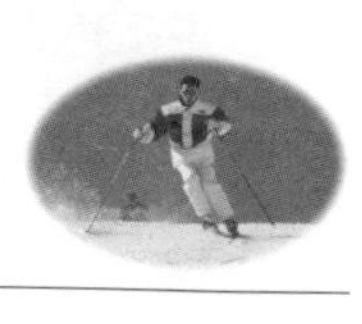

此外，醋中含有少量的枸櫞酸，這也是大部分化妝品中含有的原料。不但有消毒和收縮皮膚的功能，還兼具漂白肌膚的作用。

對於皮膚脂質分泌旺盛，容易長青春痘的人來說，也可以利用醋：一方面由內部促進皮膚的新陳代謝，一方面從外部對患處直接塗醋。將紗布或棉花沾醋，輕輕拭去皮膚表面污垢，進行消毒，再以另一塊紗布浸泡醋，貼於患部。

＊喝醋消除便祕、口臭、狐臭

治療習慣性便祕，最簡單的方法就是補充水分。另外，醋對改善便祕也具有功效，因爲醋可以調整胃腸的狀態，有助於消化、吸收，促進體內新陳代謝，使食物殘渣變成糞便排出體外。還有，多吃富含纖維質的食物，也有助於消除便祕。

口臭的原因繁多，但預防的基本方法，就是勤於清潔口腔。當您有口臭的現象發生時，不妨以醋漱口，相當有效。醋的殺菌力可消滅口腔內的細菌，消除腐敗臭味。

如果是因爲體內異常所引起的口臭，可每天攝取適量的醋，將有助於由內部消除口

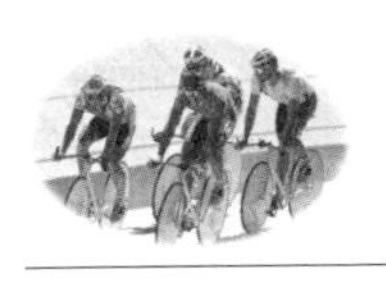

臭。因爲醋會使體內代謝活潑，胃液分泌正常，並消除會發出臭味的酪酸菌。

至於狐臭，是由腋下汗腺分泌的汗發出惡臭所致。一般人在預防狐臭時，往往使用除臭劑或香水等，但卻無法治本。若將醋以內服與外用的方式雙管齊下，則能達到徹底根絕狐臭的效果。

*喝醋保持苗條

肥胖最容易發生動脈硬化方面的疾病，而飲食過量往往是現代人「發福」的主因。進入體內的碳水化合物和糖類過多，便會形成脂肪，細胞中若含有太多糖質，便會轉變爲脂肪酸，而成爲皮下脂肪在體內蓄積。

醋因爲可補給必要的營養素，並阻礙脂肪的蓄積，所以攝取多量的醋，便可將造成肥胖的脂肪當作生產能源而消耗，若能再配合適度的運動，相信擁有窈窕身材絕非難事。

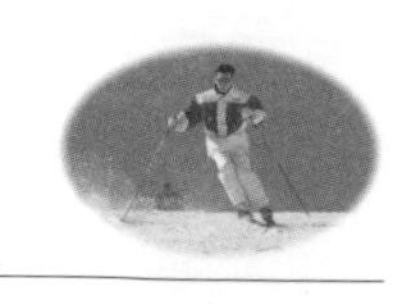

四、喝醋療病法

現代人吃得好、動得少，廣泛攝取營養價值高的食物，反而造成肥胖和成人病等問題，這時不妨藉由喝醋平衡一下！

＊醋能控制血壓

造成高血壓的原因不外是鹽分、飲食、體質與壓力等，而醋不僅和上述關係密切，更具有增加尿量和尿中鈉質、降低血壓的作用，因其含有可使血壓直接降低的物質。

不過，醋不是醫藥品，不能期望一喝了它便可使血壓立即下降，應該在每天的飲食中積極的攝取醋，以促進鈉的排泄、降低血壓，並減少鹽分攝取，改善體質等，才可以

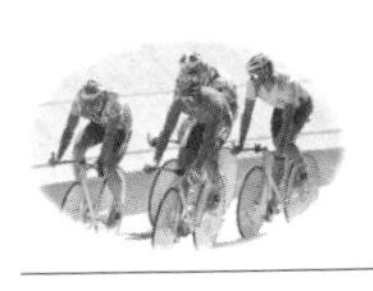

慢慢使得造成高血壓的因素消失。

醋也具有改善體質的效果，使身體保持健康的弱鹼性。如果家中有人患有高血壓，則難免在其他人身上隱藏遺傳性基因，這時更應當加強預防。

＊醋能防止動脈硬化

動脈硬化的原因不勝枚舉，直接造成的疾病，包括心肌梗塞、狹心症等心臟疾病、腦溢血、腦血栓等腦血管病變，每一種皆有致命的危險。

以肉類為中心的飲食習慣，往往導致動脈中脂肪的蓄積，促進過酸化脂質的增加，加速動脈硬化和老化。此外，血管障礙、糖尿病、腎臟炎、甲狀腺機能減退症、肥胖、遺傳等病症，也會促進動脈硬化。

為了預防腦溢血和心肌梗塞，除了要充分攝取醋、減少鈉的攝取量外，也必須要充分的攝取良性脂蛋白質。

以六十公斤左右的成人為例，每天飲用約六十毫升的糙米醋，則可增加良性脂蛋白

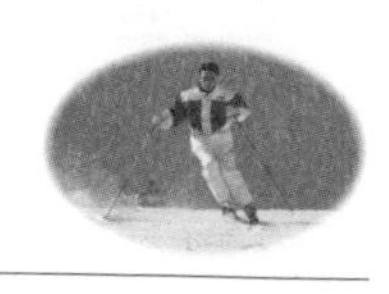

質，這樣便會使得動脈硬化的危險率下降。

醋不僅可增加良性脂蛋白質，也可減少肝臟內的中性脂肪，使脂酸的代謝更加順暢。

＊醋能預防老年痴呆

人體皮膚細胞大約一個月便會換成新的細胞，而腦細胞並不像其他細胞一樣會再生，它則一直活動到人死亡爲止。成人腦的重量約爲一千三百至一千四百公克左右，但是初生兒卻只有四百公克而已。腦細胞不變而重量卻增加，原因是細胞產生的「突起」增加，細胞愈使用突起就愈增加，不使用則會減少。

腦部老化的原因，目前仍未確定，但與腦血管老化所引起的腦循環惡化有絕大的關係。腦動脈硬化會使腦部血液循環不良、腦細胞退化，而轉變成老年痴呆症。

醋可促進血液中廢物的排泄，使血液清澈而呈現容易流動的狀態。以醋來預防血管老化，使血液容易流動，便可延遲腦細胞老化的時間。

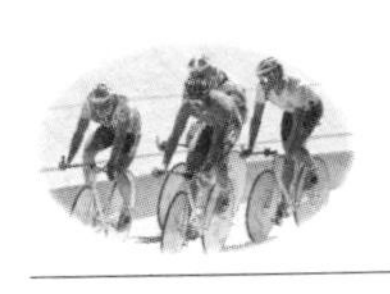

充分攝取維他命、良質氨基酸及氧，是促進人類腦細胞活潑的絕對條件，醋因含有維他命和良質氨基酸，是極佳的健腦食品。所以，在老年痴呆症的癥狀發生之前，應趁年輕多在飲食中攝取一些醋，以預防腦血管老化及動脈硬化。

＊醋能消除疲勞

肩膀痠痛和肌肉僵硬時，表示肌肉內的乳酸呈現堆積狀態。醋中含有枸椽醋、醋酸及各種氨基酸。疲勞時喝醋，可將體內堆積的乳酸，分解為碳酸殘渣和水，並予以燃燒，消除疲勞。

＊醋能預防糖尿病

糖尿病可以說是一種文明病，飲食過量、運動不足、糖分攝取過多等，都是致病的原因；一旦罹患便難以治癒。症狀是慵懶無力、容易疲勞、產生強烈的口渴情形，排尿量和次數也相形增加，更可怕者為其併發症。治療時，必須進行極嚴苛的飲食限制。

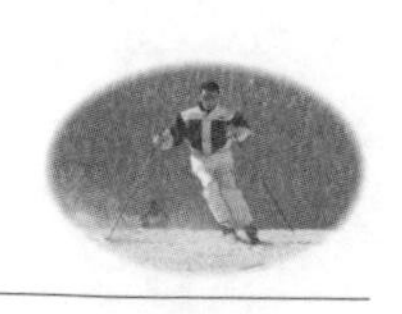

醋可調節身體呈弱鹼性，使身體保持健康狀態，還具有消除肥胖的效果，預防糖尿病。

＊醋能預防感冒

俗話說：「感冒是萬病之源。」醋中所含的各種維他命，有助於預防感冒。

感冒從上氣道發炎開始。它會產生鼻塞、全身發冷等症狀；如果是濾過性病毒所感染，還會產生發高燒、全身無力等症狀。最好的預防方法，就是維持體力，使得即便感染也不會發病。常用醋，可以防止疲勞的蓄積，再加上充分的睡眠，均衡的飲食，便可達到預防感冒的效果。

五、醋味飲料

食用醋在原料和製法上，雖然味道相去不遠，卻有許多不同的種類。釀造醋依原料的不同，可進一步略分為：以米麥等為原料的穀物醋，以蘋果和葡萄等為原料的水果醋，以酒釀和澱粉等為原料的釀造醋，還有只使用一種原料製成的醋。

＊生醋

喝醋的功效，包括：防止肥胖、不易疲勞、鬆弛並消除肌肉疼痛、不易酒醉、步履輕鬆、消除心悸、氣喘、治療便祕、消除食欲不振、降低血壓、治療肩膀痠痛、改善糖尿病、消除關節疼痛等。

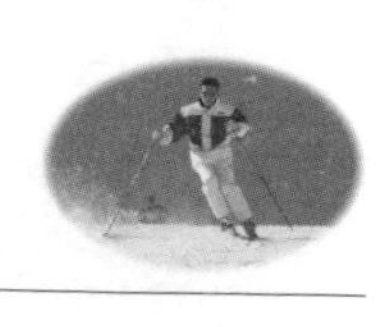

爲了健康而喝醋的人，有的會直接把醋整杯喝下去，也有人會以白開水稀釋再喝，總之，每天持續飲用，大約一瓶喝完後，效果便會逐漸出現。

＊酒精醋

這是現在生產量最多的食用醋。這種醋屬於釀造醋的一種，但因其原料爲蒸餾乙基酒精，所以缺乏健康醋中所必要的氨基酸、醋酸之外的有機酸、維他命B等，因之不能期望它能在營養和健康上產生功效。因爲酸度太強，所以都被稀釋爲適合食用的3.6～4.5之酸度後才可販賣。

＊水果醋

包括蘋果醋和葡萄醋。

前者含有鉀等豐富的礦物質，對治療高血壓極具效果。醋一公升中使用三百公克以上的蘋果榨汁。後者則有的以製造葡萄酒的果汁爲原料，有的則是以葡萄榨出的殘渣加

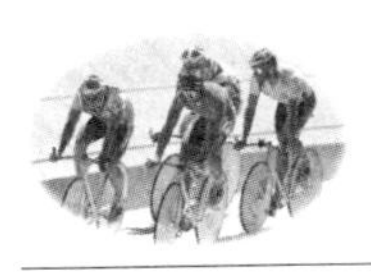

水發酵製成。醋一公升中使用三百公克以上的葡萄榨汁。

＊穀物醋

此由米、麥、玉米等數種穀物混合製成的食用醋。雖然使用的原料是營養價值高的穀物，但因使用量少，以添加酒精爲主要成分，而且，其中對健康有益的氨基酸、維他命、醋酸以外的有機醋等含量不足，所以並不適合做爲飲用的健康醋。

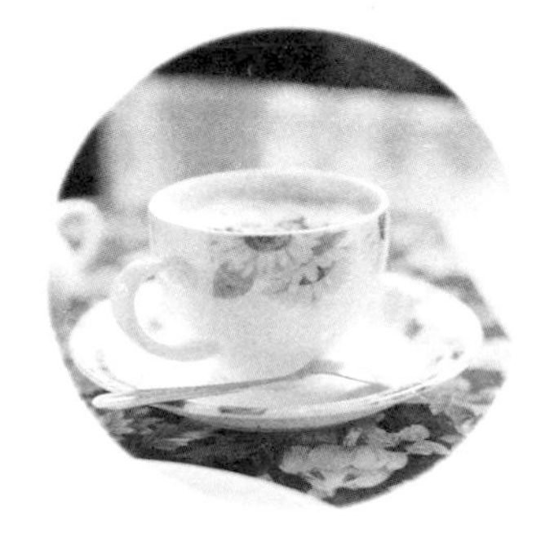

優酪乳

將新鮮牛奶保溫放置一段時間後，細菌會將牛奶中的乳糖發酵爲乳酸，此發酵後的牛奶即是優酪乳。

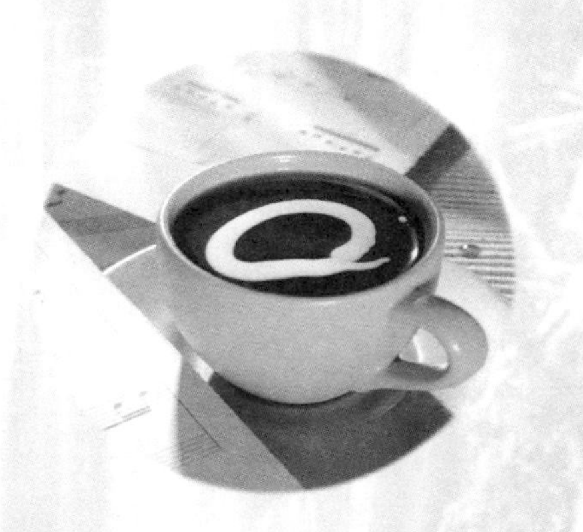

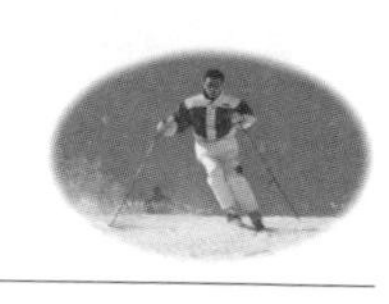

一、您喝過優酪乳嗎？

被廣告形容爲「酸酸甜甜的戀愛滋味」的優酪乳，您已經喝過了嗎？

由於聽說它具有養顏美容的絕佳效果，頗獲女性朋友的青睞，國內優酪乳的購買者以18～30歲的女性上班族及學生爲主。目前它的知名度和市場占有率，確實證明它是飲料界的新寵。

優酪乳又稱爲酸乳酪，是乳桿菌使牛奶發酵後的產物。在做法上，將新鮮的牛奶保溫放置一段時間後，細菌會將牛奶中的乳糖發酵爲乳酸，此發酵後的牛乳即是優酪乳。

很多人愛喝優酪乳，目的是爲了健康及美麗，優酪乳中的乳桿菌可以讓人更健康的說法，醫學上已有佐證。

和一般牛乳相較，可以發現在優酪乳中，乳糖、蛋白質、脂肪、尿素、維生素B_{12}及膽鹼等成分減少，但像乳酸、有機酸、單醣、水分子蛋白質、揮發性短鍵脂肪酸、氨、葉酸、核酸等成分含量較牛乳為多，這些新的改變對人體都有不小的助益。

如果您還不曾嚐過優酪乳的味道，現在可以試試。

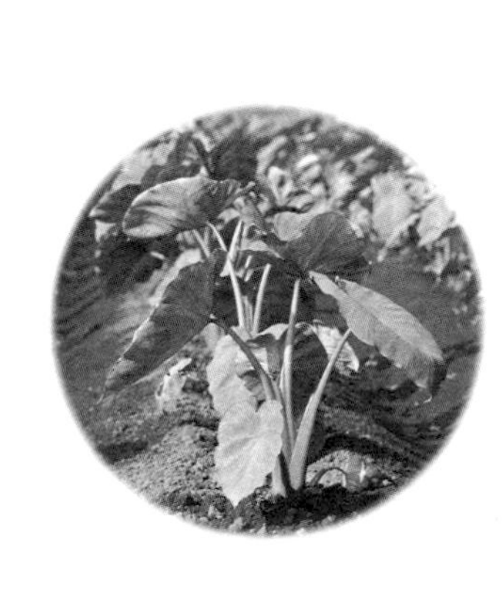

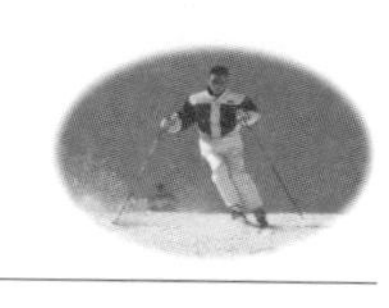

二、優酪乳的營養

愈來愈多的研究顯示，優酪乳中的乳桿菌可以治療多種疾病，而除了抑制大腸裡的有害細菌外，許多營養專家也建議：正使用廣效抗生素或患有腸胃炎的人，應該在服用藥物時也飲用優酪乳，因爲優酪乳中的乳桿菌可以製造維生素B群供宿主使用。

此外，也有人指出，優酪乳可以降低膽固醇及血脂肪，抵抗病毒產生致癌物質，緩解焦慮或其他精神方面的異常疾病等。

優酪乳的好處不勝枚舉，可概略歸納以下：

· **均衡營養**

由於優酪乳是以牛奶爲原料，經過乳酸菌的發酵作用而成，因此，牛奶所含有的營

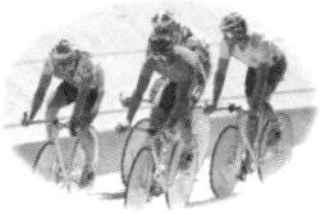

養，它都兼而有之，包括人體所需的良質蛋白質、脂肪、維生素A、B_1、B_2、B_{12}，以及礦物質鈣、磷、鉀、鎂等。

・易於吸收

藉由乳酸菌的作用，使得優酪乳所含的蛋白質、脂肪、鈣等營養素比牛奶更容易被人體吸收。換言之，飲用優酪乳，顯然要比喝牛奶更能有效利用蛋白質等營養素。

・避免腹瀉

很多成人喝牛奶往往會發生腹瀉，即所謂乳糖不耐症，改飲優酪乳之後，則可避免。

・豐富的鈣

優酪乳含有豐富的鈣，每一百克中約含一百一十卡毫克的鈣，對女性骨骼疏鬆症之預防，十分有助益。

值得注意的是，優酪乳含有高量的核酸，對於患有痛風的人，不宜經常飲用。又因爲市面上的商品爲了迎合更多的消費者，因此多會添加糖以改變優酪乳酸酸的口感，所以糖尿病患者、肥胖或血脂肪過高的人最好不要經常食用。

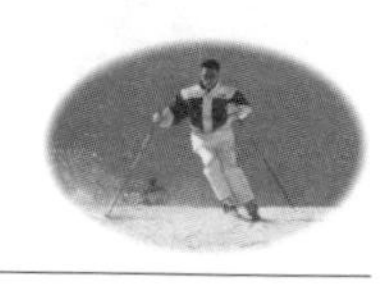

低脂優酪乳(100g)	維生素含量
維生素A(IU)	70~130
維生素B_1(ug)	37~50
維生素B_2(Ug)	220~260
維生素B_6(Ug)	40~54
維生素B_{12}(Ug)	0.1~0.35
維生素C(Ug)	0.1~1.0
維生素E(Ug)	30
葉酸(Ug)	4
菸鹼酸(Ug)	120~130
泛酸(Ug)	380
卵磷脂(Ug)	1.2~4.0
膽鹼(Ug)	0.6

三、優酪乳整腸與美容效果

吃得匆忙、吃得隨便是許多學生和上班族的通病，飲食不當、生活緊張、早晨連上廁所的時間都騰不出來，經年累月下來，體內難免囤積許多廢物，試想這樣的您還美的起來嗎？

＊防止便秘

每個人都渴望擁有年輕、富彈性的肌膚，但在保養的同時，更應注重身體健康的維護，否則儘管使用再昂貴的化妝品，身體狀況不佳的情景，仍會表露無遺。

相信您曾有這種經驗，便秘時臉上會冒出面皰，或是皮膚變得十分粗糙。這是由於

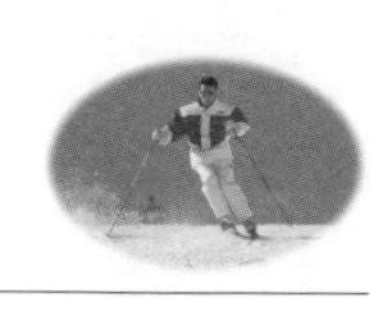

廢物在人體腸內囤積太久了，使得腸內有害細菌大為增加，進而製造出有害於人體的物質，這些有害物質隨著血液流竄至各個部位，皮膚自然也不能倖免。

每天早晨起床後，空腹飲用300 cc的優酪乳。此外，平時不忘攝取富含纖維質的食物，若能再加上勤做腹部體操，必能有效預防。

＊改善腸內細菌狀況

人體腸內，有許多細菌棲息其中，而又以 Bifidus 菌等有益細菌和魏氏桿菌、大腸菌等有害細菌為主。

健康的人，其腸內有益細菌和有害細菌的數量保持一定的平衡，其中以 Bifidus 菌等有益細菌占優勢。根據最近的研究發現，Bifidus 菌的種類大約有25種左右。那麼它究竟對人體有哪些好處呢？包括：

・抑制病原菌的繁殖、防止感染。

・防止腸內食物腐敗，抑制有害物質產生。

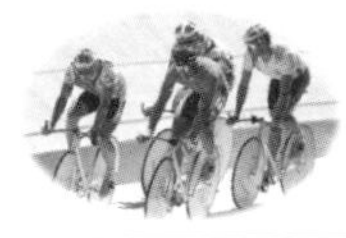

・合成維生素B_1、B_2等。

・製造乳酸、醋酸等有機酸，預防便祕。

・提高人體免疫力。

・抑制致癌物質產生，並具有分解致癌物質的作用。

如何增加腸內Bifidus菌呢？最簡易的方法，便是飲用優酪乳或各種乳酸飲料。優酪乳或乳酸飲料中含有大量活性乳酸菌，是攝取Bifidus菌的最佳途徑之一。

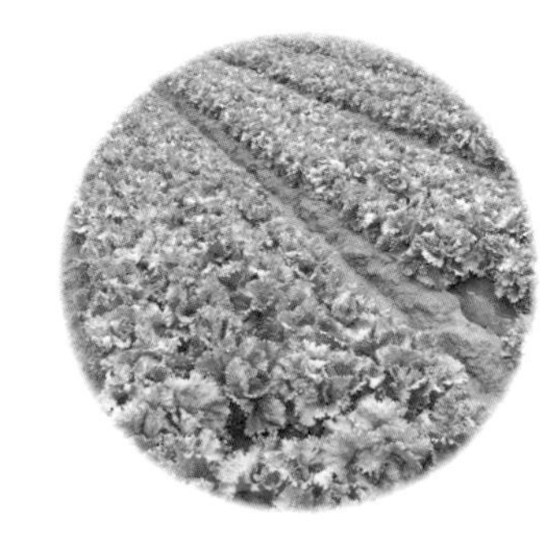

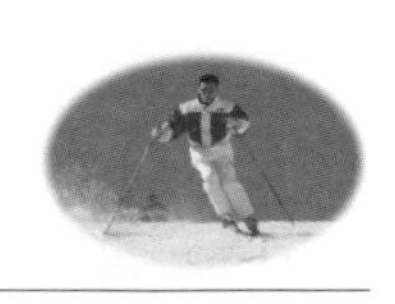

四、優酪乳的健康效果

優酪乳美容整腸的效果受到相當的矚目，事實上，它的好處並不止於此！

＊降低膽固醇

您是不是為自己膽固醇過高而傷透腦筋呢？膽固醇過多的確困擾著現代人。由於飲食不當，導致人體動脈血管壁上沉澱過多的膽固醇。這些過多的膽固醇將會使血管壁變窄並且失去彈性，血流無法暢通，因而造成動脈硬化。

研究發現，優酪乳中確定含有抗膽固醇的因子。此因子之主要成分為：氫氧化甲基，由羥基(Hydro)、木糖(Xylu)、甲基(Methyl)、戊二羥基(Glutaric Acid)所合成，具有

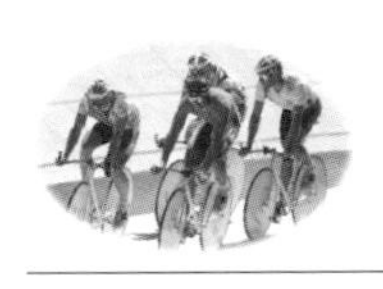

抑制合成膽固醇酵素的作用。

舉例來說，假使在健康人的飲食內容中，每天加進優酪乳二四〇毫升，其血液中膽固醇值將會明顯降低。當人體血液中的膽固醇值降低時，腸內有益細菌也將占有優勢的地位。

＊糖尿病患也可飲用

根據研究指出，飲食不正常，將導致人體內胰島素分泌異常，足足分泌出正常情況的兩倍之多。當這種不正常的分泌狀況一再發生，終將降低其機能，導致糖尿病。

糖尿病屬於文明病的一種，國內患者有愈來愈多的趨勢；更糟糕的是，罹患年齡有降低的傾向。這恐怕要歸咎於過量攝取精製醣類食物，再加上普遍運動不足，才會使得年輕人罹患的比例與日俱增。

一般而言，糖尿病患者在飲食方面，應遵守下列原則：

一、控制熱量的攝取不過量。

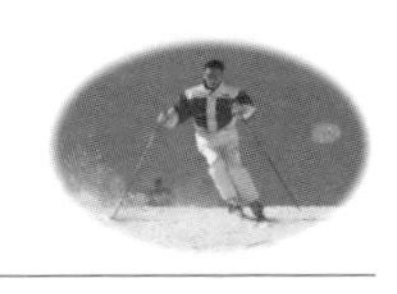

二、力求營養的均衡。

三、補充適量的維生素和礦物質。

爲了避免攝取過多的熱量，不妨選用脫脂優酪乳。若是自製，可嘗試不同的口味，但除了果糖（屬於寡醣的一種）以外，蔗糖、葡萄糖和蜂蜜等，最好避免加入。

對一般人而言，每天早晨飲用營養豐富、易於消化吸收的優酪乳，既可達到整腸的作用，又能避免因飲食不正常，而導致體內胰島素的異常分泌。

＊可消除宿醉

愛喝酒的人千萬不要貪杯，爲了維護肝臟，免於造成脂肪肝或影響肝功能，最好能夠自我節制。飲酒的同時，也應該充分攝取良質蛋白質，以及黃綠色蔬菜等。

由於優酪乳含有良質蛋白質，很容易被人體吸收，優酪乳也含有維生素B_2，每一百毫升優酪乳中，便含有維生素B_2 0.2毫克，以此保護肝臟健康最恰當。此外，因爲優酪乳能夠抑制腸內腐敗菌的繁殖，且能增加腸內Bifidus菌，因此可以達到減輕肝臟負擔

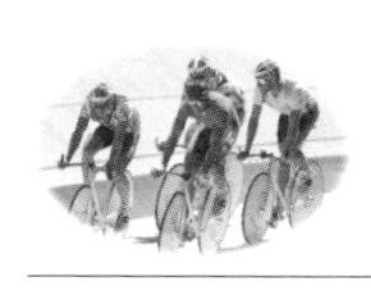

的作用。

當飲酒過量時，可能會覺得口乾，很想喝冰水，這時您不妨以二～三倍的冰水稀釋優酪乳飲用，宿醉的諸多症狀便會漸漸消失。

＊可預防蛀牙

造成蛀牙的原因，乃是由於一種稱爲鏈球乳酸菌(Streptococcusmutans)的細菌。它存在於每個人的口中，不過通常並不附著於牙齒上。而當我們吃一些糖質食物時，就會在口中變成一種不溶於水的葡聚糖(Dextran)。此葡聚糖屬於多醣類，呈糊狀，將會促使鏈球乳酸菌附著於牙齒表面，進而降低牙齒的抵抗力。不僅如此，還會消化、分解牙齒中的有機質，因而造成蛀牙。

從營養學的觀點來說，維生素B_1和乳酸菌都可以增強牙齒的抵抗力。因此，養成飲用優酪乳的習慣，自然有助於預防蛀牙。

此外，若想預防蛀牙，也應多攝取良質蛋白質，增加牙齒的抵抗力；還有，別忘了當您食用含有砂糖的食物後，應立即刷牙或漱口。

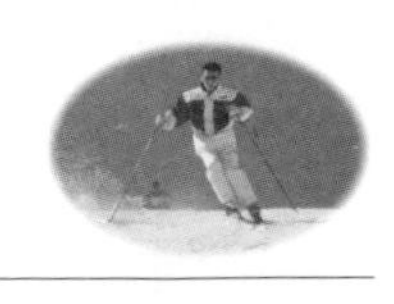

五、選用優酪乳

優酪乳的營養價值受到極大的肯定！因此，人們也多加入飲用的行列，蔚為風潮。

*種類

硬質優酪乳：即在已發酵的乳品中，加入洋菜、果膠等，再使其凝固，成為有如布丁般的優酪乳，然後添上砂糖、香料、果汁等。

軟質優酪乳：發酵乳經過攪拌之後，再加入果汁、果膠等材料。在製造過程中，凝結程度不及硬質優酪乳。

液狀優酪乳：比軟質優酪乳更為稀釋。在發酵乳的凝結過程中，適量添加甜味料、

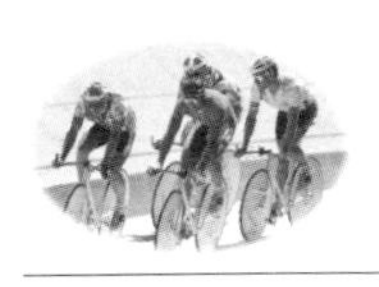

香料、果汁等。

冷凍優酪乳：吃起來像冰淇淋，熱量卻比冰淇淋低，且營養均衡。

*購買須知

不少業者發現，優酪乳飲用者的忠誠度相當高。而在口味的選擇上，女性更會注意脂肪含量問題，「低脂」是絕對的購買指標，另外包裝的美感也有影響。除此之外，在購買優酪乳時，還有哪些該注意的呢？

・看清保存日期（一般而言，在攝氏五度以下，可保存15～18天）。

・水分和固狀部分不可太明顯分離。

・盒裝優酪乳不可太硬。

・酸味不可太重，或已經變味。

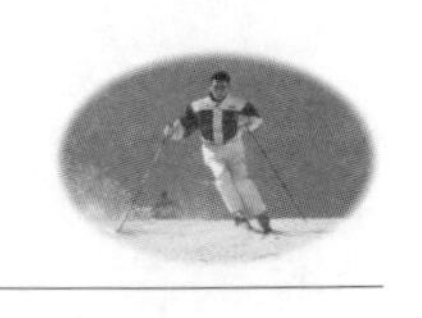

*每日用量

以每天四百~五百毫升爲宜。若擔心熱量問題，則可選擇脫脂、低糖的優酪乳。

・飲用的原則

・最好每天飲用，否則只能由外獲得有益細菌，如 Acidophillus 菌和 Bifidus 菌，均無法長駐腸內。

・即使每天飲用優酪乳，仍應均衡攝取其他營養素。

* DIY

自己動手做優酪乳，只須有牛奶、菌種及容器，您也可以成爲製作優酪乳的專家。

・材料

可以選擇低脂或全脂鮮乳，也可以用奶粉沖泡，但最好不要選調味乳或強化乳。

菌種可以買純化乳酸菌，也可以買市面上的原味優酪乳當引子。

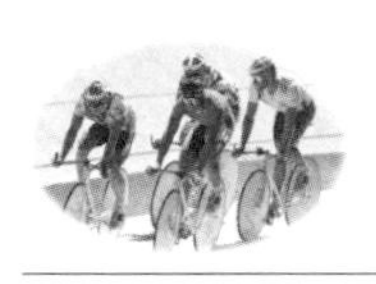

容器則只要能保溫就可以了，然使用前最好先用熱水燙過，但切記在加入菌種時，溫度不能超過攝氏四十五度，以免乳酸菌一下子全部被殺死。

・做法

先將鮮乳加溫至攝氏四十五度，或用同樣溫度的開水沖泡適量奶粉，再加入菌種攪拌後，放入保溫八～十小時，牛奶就會發酵成優酪乳。

牛乳比例多寡會影響優酪乳的濃稠度，而乳酪酸桿菌的菌量多寡，則可決定發菌的時間。發酵完成的優酪乳，會凝結成布丁狀的凝塊，這時即可直接食用，或與其他食物、水果等混著吃。

吃剩的優酪乳必須放在冰箱中冷藏，以免進一步酸化，但冷藏時間也不宜超過一星期，因爲冷藏過久的優酪乳會腐敗。

蜂王漿

蜂王漿含有各種維他命、礦物質，以及促進產生激素的物質、氨基酸、醣分等，是一種略帶酸味的白色乳脂狀物。

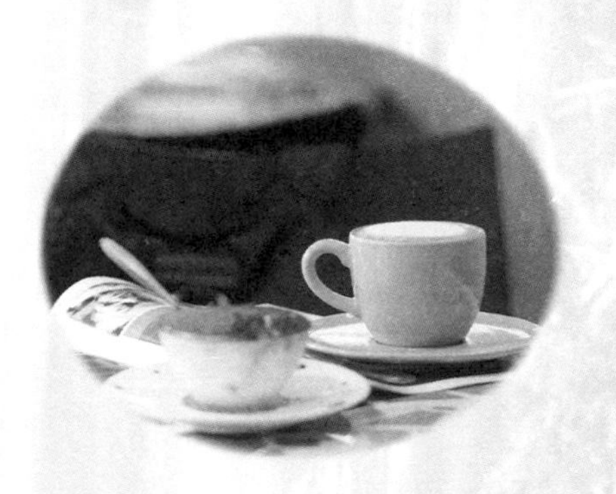

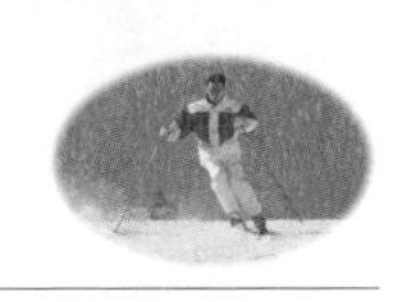

一、您聽過蜂王漿的故事嗎？

蜂王漿（Royal Jelly）——工蜂分泌的物質。其用以餵飽孵出三日內的所有幼蟲，對選定要成爲蜂王的幼蟲，則全程飼以蜂王漿。蜂王漿是複雜之多種化學物質混合物，據說加入化妝品中使用，有恢復青春的功能。

以上是百科全書中對「蜂王漿」的定義。嚴格說來，工蜂是負責採蜜及製作蜂王漿的首要功臣。工蜂整日穿梭在花叢中，採集花蜜，然後將花蜜貯藏在如胃般的蜜囊中，再飛回蜂巢。蜜囊可裝五十毫克的花蜜，而大約得採集五百朵以上，才有這麼多花蜜。

採花蜜時，蜜蜂的腳會沾黏花粉，再用蜜做成花粉球，一併帶回巢中。花粉是蜜蜂的食糧，也是製造蜂王漿的材料，其含有豐富的維他命，是精力的泉源，不是任何一種

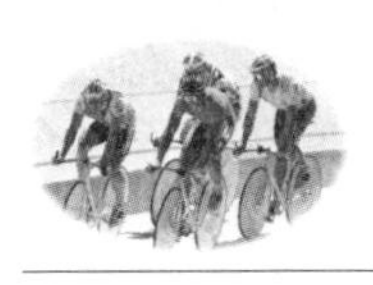

綜合維他命所能比擬。

在外工作的工蜂將花粉球帶回巢中，交給在巢內工作的工蜂，牠們將花粉球加入蜜，做好蜜漬，以免腐敗。再將這些花粉球交給負責育兒的工蜂吃，這些花粉球經過工蜂腸內消化吸收，養分會通過蜜蜂體中的長管輸送至頭部，再經由咽頭腺分泌而產生蜂王漿。

我們知道，蜜蜂可分爲工蜂、雄蜂、女王蜂三種，大部分都是工蜂，雄蜂占百分之一，而女王蜂則只有一隻。

女王蜂的體型是工蜂的兩倍。而且工蜂無法產卵，生命至多一個月，而女王蜂卻可以活四年，其平均壽命是工蜂的40倍。一般認爲，女王蜂較工蜂長壽的原因，就是因爲女王蜂食用蜂王漿的緣故。

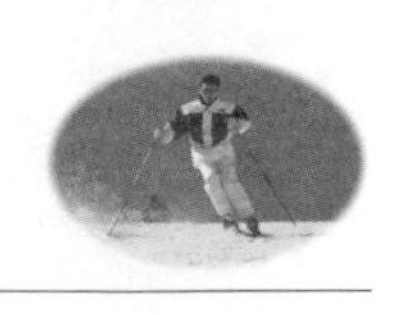

二、蜂王漿的營養

蜂王漿是從英文 Royal Jelly 翻譯而來，也可直譯為「王乳」，指的就是女王蜂的食物，是一種略帶酸味的白色乳脂狀物。女王蜂自孵化成幼蟲、成蟲至死亡，都由工蜂供應蜂王漿。

工蜂的咽頭腺可分泌出咽頭腺激素，功能就像人體的腮腺激素，具有青春永駐的功效。研究指出，蜂王漿含有各種維他命、礦物質，以及促進產生激素的物質、氨基酸、醣分等。事實上，蜂王漿的營養成分絕不止於此。

蜂王漿中一半是蛋白質。蛋白質是血液、肌肉、酵素、激素抗體、皮膚、毛髮等不可或缺的營養原料。由是之故，更提升了蜂王漿的營養價值。美國醫學專家首先發現蜂

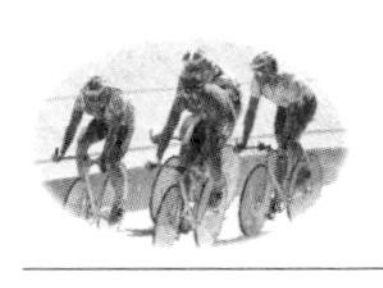

王漿中含有十七種人體必需的氨基酸。

與蜂蜜相較，儘管它含有十種以上的維他命，而蜂王漿所含的維他命B群更是蜂蜜的數十倍，而且具有活性。

眾所周知，維他命在人體中扮演著潤滑的角色，尤其維他命B群，可促進蛋白質、脂肪、碳水化合物的消化與吸收。

維他命B_1可將糖分轉成能量，維他命B_2可促進脂肪代謝作用，泛酸更可說是維他命之王，不但對醣、脂肪、蛋白質的代謝有益，也可提高抵抗力和解毒機能，另外，並可增強精力。

值得一提的是，人體攝取的養分在體內分解、合成、氧化、還原，也就是消化、吸收、燃燒、排泄。人體內有二千多種酵素，若要能順暢運作，非得使各酵素細胞生產、活動才行。

食物中缺乏蛋白質或維他命B群，酵素活性會減低，也會減少體內的酵素。蜂王漿中含有活性酵素的蛋白質、維他命B群、菸鹼酸、葉酸、泛酸、膽酸、肌醇等，對酵素

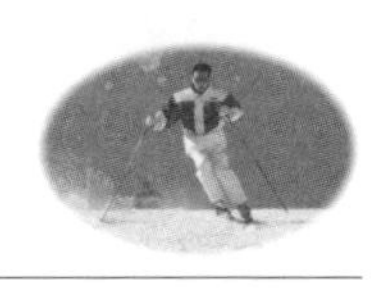

有很大的貢獻。

關於蜂王漿的神奇功效，林林總總不勝枚舉，但我們至今對蜂王漿所含的物質尚未完全明瞭。其中未知的成分，通稱爲R物質，據說蜂王漿具有多功能效用，就是R物質的神秘力量。

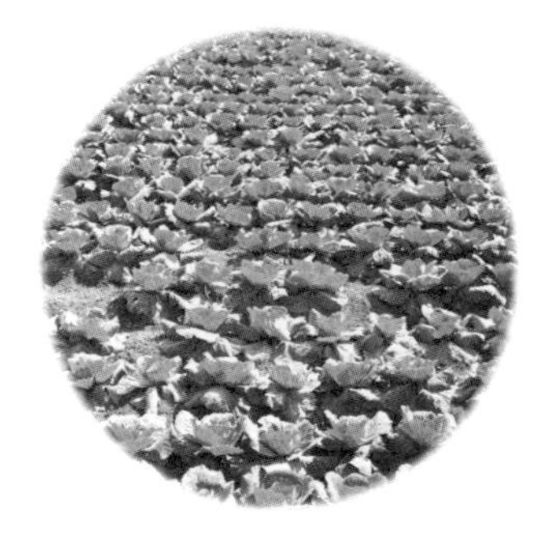

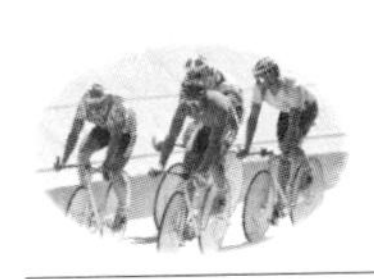

三、蜂王漿健康法

一般人認爲，蜂王漿只是蜂蜜的精華或健康食品而已。然於部分學者的試驗中卻發現，蜂王漿有控制癌細胞、治療癌症的效果，甚至認爲蜂王漿可治療動脈硬化、高血壓及低血壓等症狀。

*預防老化

蜂王漿中占有舉足輕重角色的物質是「類腮腺激素」。它和人體唾液腺激素類似。根據日本學者的說法：「類腮腺激素能使筋肉、內臟、骨骼、牙齒保持像年輕時的狀況。人自二十五歲後，激素分泌漸減，各組織開始老化，但補充腮腺激素後，能有效預

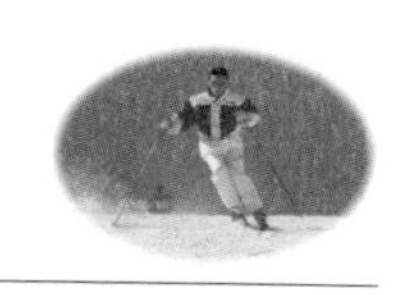

防表面老化。」

此外，因爲類肥腺激素的緣故，蜂王漿對皮脂漏、皮膚病或是青春痘也很有效。

而蜂王漿裡到底含有多少類肥腺激素呢？答案是百分之十。

＊具有殺菌力

蜂王漿有一股特別的香氣，而且嚐起來還有酸味，這是因爲蜂王漿中含有十羥基二癸烯磷，它具有殺菌力，有人認爲其可治癌。

飲用蜂王漿的人，能接受更多化學變化的刺激，增進生命力，體內組織更活潑，這都是拜癸烯酸之賜。

蜂王漿的獨特酸味和香氣，是因芬多精刺激癸烯酸而來，如果蜂王漿能增強體內對疾病的抵抗力，也是因爲癸烯酸中含有芬多精吧！

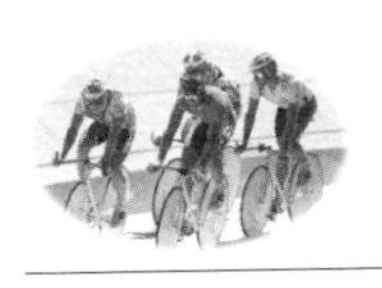

＊增加肝觸酶

肝臟是人體中最大的器官，其功能繁多，舉凡代謝碳水化合物、蛋白質、脂肪、水分，到貯藏維他命、解毒。

肝臟疾病的成因是：急性病毒性肝炎→慢性肝炎→肝硬化→肝癌。

治療肝炎須充分休息並攝取高蛋白食物，以補充敗壞的血液，阻止其惡化，但這只是消極方法。如果大量食用蜂王漿，就可增加肝觸酶，使能早日治癒肝炎。這是因爲蜂王漿中的維他命B_2和菸鹼酸，強化了肝臟的解毒作用。

＊對腎臟有益

腎臟的功能，就是篩選出體內有毒的物質，以及行代謝作用後的分解工作，即是處理老廢物。如果腎臟功能失調，那麼尿素、肌酸內酰胺、尿酸、鉀、磷、鈉等，會滯留在體內而引起尿毒症。

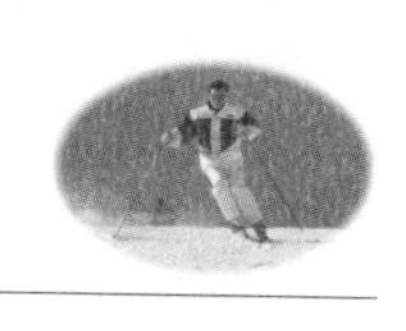

腎炎患者占腎臟疾病的首位。過了中年之後，若得腎臟病，則動脈硬化、糖尿病、痛風也會隨之而來。

患腎炎時，得靠必需氨基酸代謝不良蛋白質。一旦缺乏氨基酸，代謝作用不完整時，老舊的蛋白質會積存在體內，還會破壞良質蛋白質，然後又積存、破壞而產生惡性循環。

患腎臟病時，常見的症狀就是浮腫。這是激素和自律神經不協調所引起。這時若能飲用蜂王漿，則可看到卓越的成效。

＊防止眼睛老化

年紀大的人容易得白內障。這種疾病是因水晶體混濁，造成視力減弱。水晶體一旦混濁，想要恢復原有的透明是不可能的，僅可利用藥物阻止惡化，然一到視力減退時，則需動手術除去水晶體。

白內障的起因衆說紛云，一般認爲是由新陳代謝不良所引起。近來發現，水晶體表

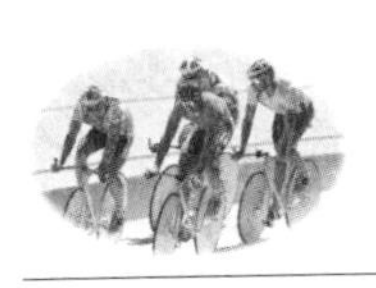

面的一層薄膜，主要功能是補給水晶體營養，如果這層膜老化，水晶體就會營養不足，因而產生白內障。

服用類胆腺激素是治療白內障最好的方法，蜂王漿中含有豐富的類胆腺激素，可補充視力保健所需的營養。

＊預防感冒

感冒是感染濾過性病毒所引起，主要症狀有發熱、咳嗽、打噴嚏、流鼻涕、痠痛等症狀。

感冒時，濾過性病毒會因環境寒冷乾燥，而倍增毒力，除了吃藥打針，對策即是保持適當體溫，吸取充足的水分。

抵抗力較弱的人容易感染感冒；抵抗力較強的人則較不易感冒，即使感冒也會很快痊癒。而新陳代謝旺盛的人，免疫力則較強，故容易患感冒的人，服用蜂王漿可促進新陳代謝，增強免疫力。

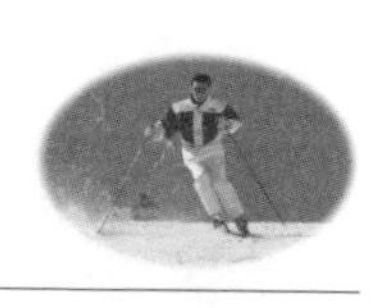

＊緩和腰痛

年過四十，激素分泌會不平衡，結果造成鈣質流失、血液流通不順暢，腰痛便因而產生。此外，長時間站立工作、彎腰、穿太高、不合腳的鞋，還有肩膀痛、月經失調、心律不整等都會造成腰痛。

蜂王漿所含之類腮腺激素的作用，可使骨骼的周圍軟骨組織、肌肉組織，恢復以往的功能、增進血液循環。構成這些組織的膠原，其代謝時需要維他命C，此外，蜂王漿中的必需氨基酸也可促進新陳代謝。

＊治療痛風

痛風是由於血液中尿酸量過多。多數痛風患者都是美食主義者，尤其對肉類和酒類有攝取過多的傾向。尿酸的結晶堆積於關節中，被白血球吞噬後，而引起發炎、發痛症狀。

因蛋白質分解或代謝不良，使血液中尿酸增加，而蜂王漿所含的維他命B_6和蛋白質代謝作用有密切的關係，因此，有愈來愈多痛風患者飲用蜂王漿來治療痛風。

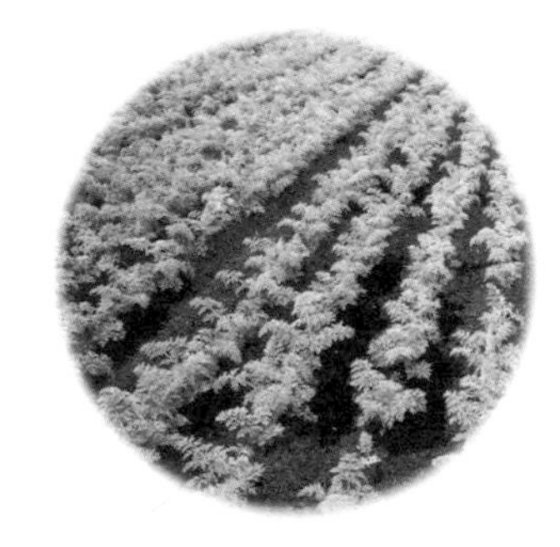

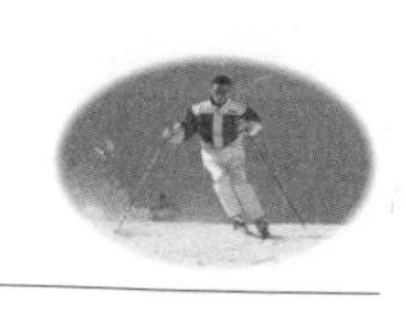

四、蜂王漿健美法

人體由於新陳代謝衰退而導致老化，而蜂王漿中具有促進新陳代謝，使人容光煥發、永保青春的健美功效。

＊永保青春

青春永駐是人類共同的夢想，說來遙遠，實則平凡，以下提供幾則生活秘訣：

・要有充足的睡眠，保持神采奕奕。

・勤於運動，增進心肺功能，使肌膚紅潤。

・減少熱量攝取。

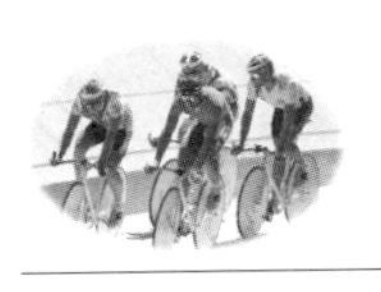

・做日光浴吸收維他命D。
・多食用紅蘿蔔、番茄以增進頭髮健康。
・食用蜂王漿，可使精力充沛、恢復疲勞，使老化細胞活性化。

＊容光煥發

肌膚的光澤與醋酸的作用密不可分。蜂王漿中含有很多醋酸，醋酸改變副交感神經，使女性肌膚更見光澤。

＊越過更年期障礙

女性到了更年期，卵巢就會停止分泌雌性激素，子宮、輸卵管會漸形萎縮，皮膚逐漸失去彈性，毛髮失去光澤，骨骼中的鈣質容易流失，肌肉的蛋白質不易積存體內，影響心境也隨之改變。

這時如果能攝取足夠的蜂王漿，則有助於越過更年期障礙。

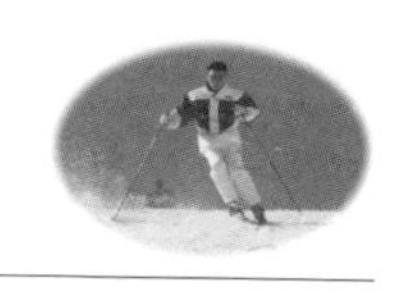

五、蜂王漿的使用

蜂王漿既健康又健美，相信您一定迫不及待的想食用吧！建議您一天吃三百毫克左右即可。至於何時吃，倒沒有限制，因爲蜂王漿是最富營養的自然食物，只要腸胃能吸收，何時吃都可以。但以早晚空腹時食用最易吸收，效果也最好。

食用蜂王漿時，最忌使用金屬製餐具，因爲金屬物容易產生化學變化，導致不良影響。此外，用過或嘴舐過的用具必須洗淨擦乾，才可再使用，否則會使蜂王漿變質，產生細菌。

值得注意的是，由於個人飲食習慣和體質不同，有些人食用蜂王漿會發生過敏等異常現象。還有少數人食用新鮮蜂王漿，身上便會產生紅疹或紅腫疙瘩。如有此過敏現象，應即刻停止食用。

最後提醒您，有關蜂王漿的保存方法：蜂王漿很容易變質，如空氣中的氧、體內的胃酸，都會使蜂王漿變質；另外，蜂王漿也不可曝曬在強光下，或和金屬物接觸過久。

所以，蜂王漿必須保存在冷藏庫中。

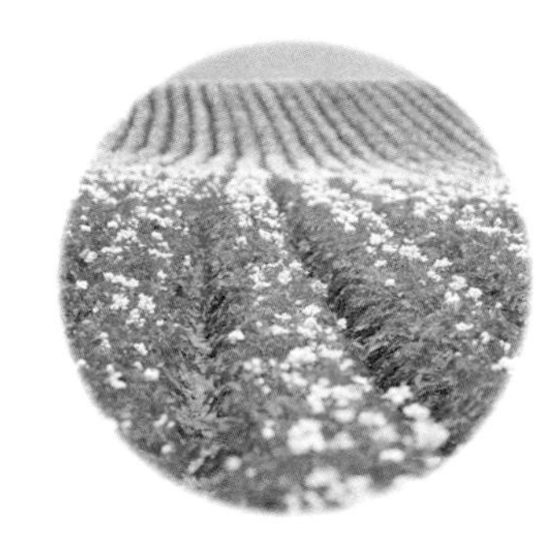

蘆薈汁

蘆薈被稱為「民間藥之王」，因為它不論內服或外用，都有令人驚異的效果。

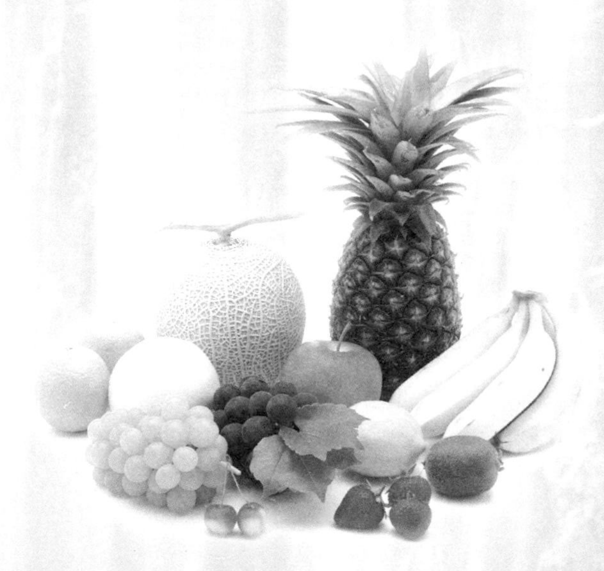

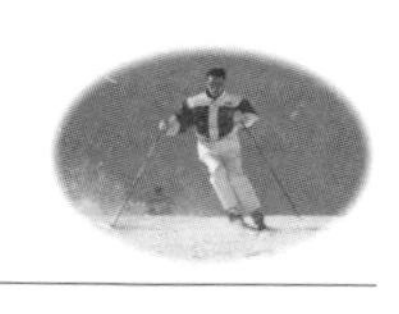

一、您認識蘆薈嗎？

很多人喜歡在自家的陽台上種植盆景，而蘆薈往往也在其中，事實上，它不僅可做爲觀賞用植物，於割傷、燙傷或便祕時，也可當作特效藥來使用。

蘆薈被稱爲「民間藥之王」，因爲它不論內服或外用，都有令人驚異的效果。早在數千年前，古埃及的醫學上，就已經有使用蘆薈做爲各種疾病治療藥的記載，而今，更由各項醫學實驗得到證實。

如何妥善運用蘆薈呢？

・榨汁

用果汁機將蘆薈打成汁，再以紗布過濾，放入鍋中煮沸約三十分鐘。此時，務必去

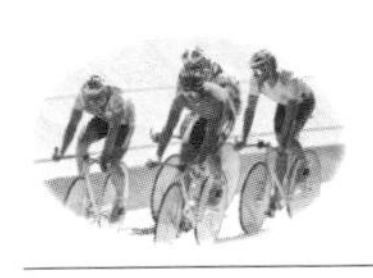

除浮起的大量澀液，再加蜂蜜或砂糖放入冰箱冷藏，即完成好喝又健康的蘆薈飲品。

每天分二、三次喝，總量以不超過30cc爲宜。

・**製粉**

將蘆薈葉研磨成粉末，不但容易保存，也便於攜帶。

做法是先將蘆薈徹底洗淨，盡可能削成薄片，放在竹簍中，花一、兩天的時間曬乾。曬乾後，用研缽將其磨碎，若再用篩子過濾，可使粉末更細一點。

每天使用量約一小匙粉末，調和成一杯白開水，分二～三次服用。或者將適量粉末放入湯品中，藥效也不會改變。懶得研磨蘆薈的人，也可以直接利用乾蘆薈，以熱開水沖泡飲用。

・**泡酒**

製作蘆薈酒必須準備的材料包括：蘆薈生葉一公斤、白酒一點八公升，以及冰糖三百公克。

做法是先將蘆薈生葉充分用自來水洗淨，然後，每段切成五公分的大小，將冰糖與

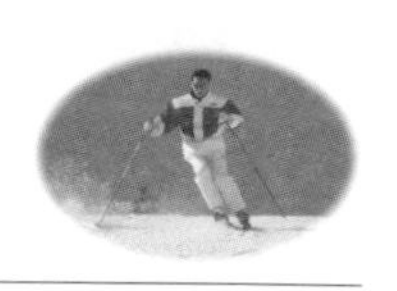

蘆薈一起裝入廣口附蓋的容器中，放置在陰暗處。二～三週後，取出蘆薈的殘渣，再繼續保存二～三個月。

・外敷

不小心燙傷或擦傷而需要使用蘆薈的時候，先用滾水將生葉消毒，取其中膠質部分直接貼於傷處，然後蓋上保鮮膜，再用繃帶固定。

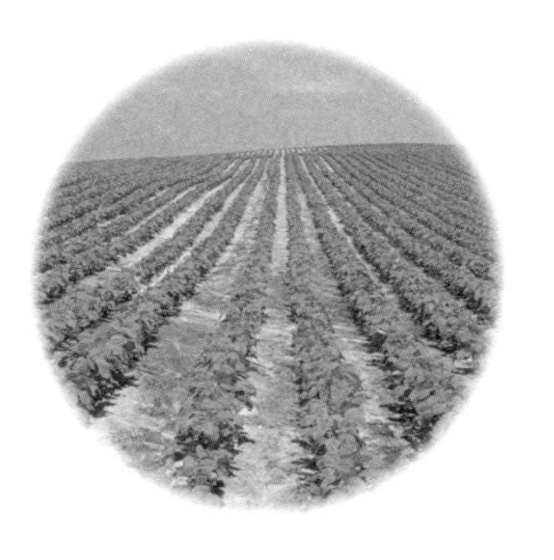

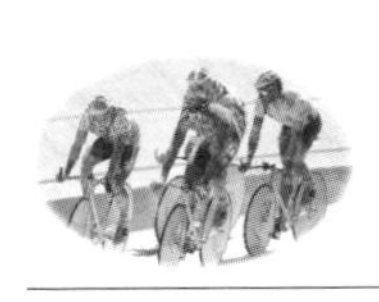

二、蘆薈健康法

＊中和毒素

蘆薈的成分，具有解毒、殺菌及抗霉的作用，促進肝臟功能的活化性。

‧解酒

酒精殘留體內，對肝臟傷害最大。蘆薈具有分解酒精的作用，在應酬喝酒之後，如果能喝一杯蘆薈汁再睡，就可預防次日宿醉之苦。

‧强肝

肝病包括急性肝炎、慢性肝炎、肝硬化、良性腫瘤與肝癌等。原因可能是病毒感

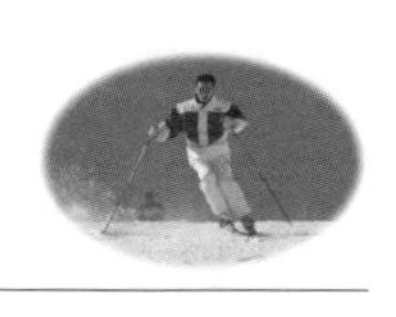

染、酒精中毒、藥物過敏、營養不良、自我免疫異常，以及膽道疾病與心臟病等。

而具有解毒作用的蘆薈素，有助於肝臟的解毒功能，使其活性化，並抑制發炎的症狀。此外，蘆薈中含有促進血液循環的成分，能使肝臟門脈的循環順暢，提高肝臟功能。

肝病初期，持續利用蘆薈來治療，可以減輕肝臟的負擔，杜絕發病。值得注意的是，最好避免使用蘆薈酒。

・利便

一天排便一次很正常，但現代人由於過度疲勞、熬夜、飲食不規律、生活充滿壓力，造成體調感覺不安，則可能發生便祕的現象。

蘆薈自古就被當作通瀉的秘方，自然具有利便的功效。不但能促使自然的排便，甚至能排除積存在腹部的宿便。

蘆薈還具有增加大腸內水分含量的作用，大腸中的硬便吸收水分後就能變軟，成爲易於排出的狀態。身體不需要的物質，最好全部都能排出體外，而蘆薈則是清理腸胃，

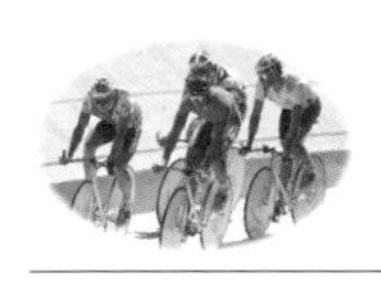

讓糞便完全排出的最好物質。治療便祕的妙法就是食用蘆薈汁：一天兩次、每次一杯，在早晨與睡前飲用最佳。

*降低血糖值

隨著年齡增長，血管逐漸老化，此爲導致重大疾病的關鍵，直接飲用蘆薈汁，能保持血管年輕、預防疾病。

・保持血管年輕

人類隨著年齡的增長，血管會逐漸老化，而導致重大疾病。蘆薈的主要成分——蘆薈素，能促進前列腺素物質的生成，不但能使血管柔軟，還有降血壓的效果。

・改善糖尿病

胰臟荷爾蒙中的胰島素若功能不全，會引起代謝異常。一旦發展到重症時，全身的器官組織、血管神經，都會受到波及，甚至變成昏睡的狀態，是非常可怕的疾病。此外，還會導致動脈硬化，誘發腦軟化症、腦出血、心肌梗塞、狹心症、腎臟病與尿毒症

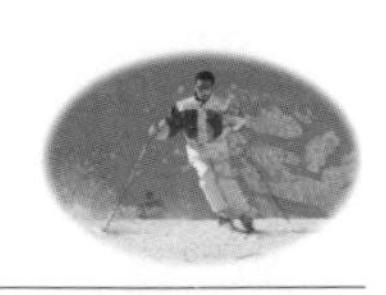

等病症，也是造成網膜障礙和白內障的關鍵。

醫學上利用投與胰島素的方法，進行治療。蘆薈具有降低血糖值的藥效，服用蘆薈，具有和投與胰島素同樣的作用。蘆薈能促進胃腸與肝臟功能活性化，提高自然治癒力，因此，即使已接受醫師診療，仍可利用蘆薈輔助醫療。

・降血壓

蘆薈能使血管柔軟，自然降血壓；也能調整排便、利尿。血液藉由以上相輔相成的效果，就可變得很乾淨。

雖蘆薈能增強血管，使其柔軟、預防高血壓。但程度嚴重時，仍須接受醫師降壓劑治療，以輔助方式利用蘆薈。

＊產生免疫作用

蘆薈可以保護身體、避免感染症，產生自然治癒力。研究指出：蘆薈中具有優良的抗癌成分。

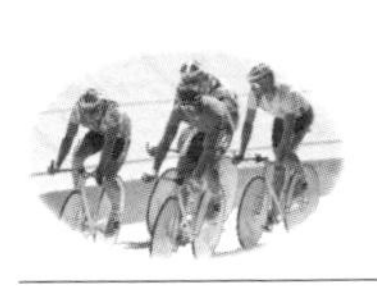

三、蘆薈健美法

蘆薈是優良的天然美容聖品，含有豐富的維生素，對養顏有極大的助益。

＊預防皮膚老化

蘆薈中含有許多防止皮膚老化不可或缺的維他命，在五公分的蘆薈生葉中，就含有15公克的維他命B_1、B_6、B_{12}，可謂營養充沛。

此外，蘆薈的主要成分——蘆薈素，對於形成斑點、雀斑的黑色素，具有抑制的作用。

蘆薈還具有使細胞增殖與復甦的功能，既然能促使新細胞的增殖，當然也就能再生

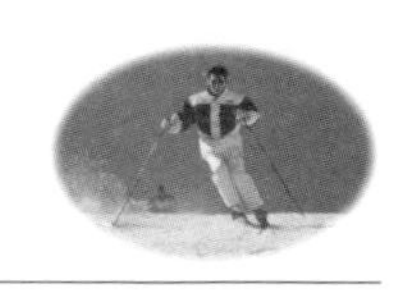

新鮮的膚質。

將蘆薈塗抹在臉上，還可具有很好的保濕效果，那是因爲蘆薈中豐富的多醣體，能產生保濕的作用。藉由上述效果的相輔相成，就能創造出美麗的肌膚。

使用蘆薈來祛除斑點或皺紋，也很有效果哦！

＊祛除面皰

面皰的起因是皮脂腺分泌增多，而之所以惡化，大都是因生活習慣造成，例如：便祕、壓力、油性化妝品、月經不順、胃腸毛病、睡眠不足等。

除了平時應多注意肌膚調理外，蘆薈也很有幫助。

洗臉時可在溫水臉盆中，加入10 cc的蘆薈汁。洗好後，充分塗抹蘆薈化妝水、蘆薈乳液。盡量避免使用油分較多的化妝品。

至於胃腸和便祕的毛病，則可藉由內服蘆薈加以改善。每天一早起來，飲用30 cc的蘆薈汁，晚上睡前再喝30 cc，持之以恆，再輔以規律的作息，相信面皰不會再困擾您。

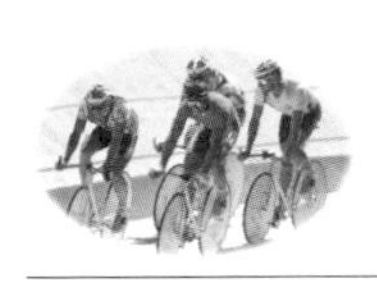

＊治療禿頂與白髮

蘆薈可促進頭皮血液循環，提高新陳代謝，治癒禿頭與白髮。

頭髮的顏色，因毛根色素細胞製造之黑素體的性質，及色素融入毛髮角化細胞的狀態不同而有異。

頭髮變白，就是色素細胞的數目或機能異常所引起。至於脫毛，也就是禿頭的原因，目前仍未能確定，包括血液循環不良、過氧化物質所引起、核酸產生的作用，以及心理、精神的問題，還有壓力等等，都是潛在因素。

長期使用蘆薈，使您獲得頭髮變黑，禿頭再生新髮的喜悅。因爲，蘆薈具有促使血液循環活性化的成分，同樣能刺激頭皮的血液循環。另外，還能刺激毛根，促進生髮，進而改善禿頭症狀。

＊改善濕疹與痱子

濕疹是一種症狀，即當身體觸及化學物質，產生拒絕反應，而使皮膚出現發炎的現

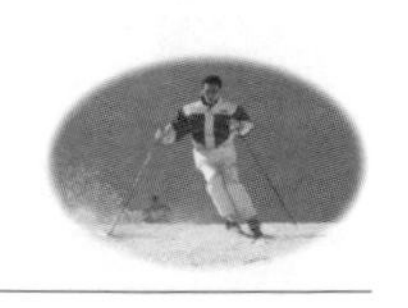

象。而過敏原就是引起濕疹的物質。

痱子是流汗在皮膚上所造成的小疙瘩。汗腺分爲小汗腺與頂泌腺，普通的汗，是由小汗腺所分泌，小汗腺在全身皮膚上的，據說有二百萬～四百萬個。汗透過汗管流到汗口，如果有某些因素使汗管或汗口阻塞時，汗就只能留在汗管內，於是形成痱子。

濕疹與過敏性體質有關，所以，最好每天持續服用蘆薈汁以改善體質。此外，將蘆薈汁塗抹於患部，也能夠止癢。再度發癢時，就繼續塗，如此重複幾次之後，就會有很明顯的效果。不過，皮膚較敏感脆弱的人，必須先進行皮膚測試。將蘆薈塗抹在手腕上，經過半天的時間，如果沒有發紅或發癢等症狀出現，才可以放心使用。

至於痱子的問題，將蘆薈汁在發癢處薄薄的塗上一層，可以消除發炎與化膿症狀，讓皮膚感覺很輕鬆。

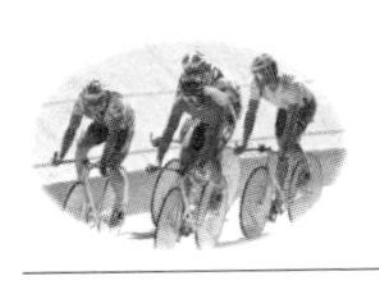

四、蘆薈外用法

蘆薈含多種藥效成分。其中，蘆薈素確實具有抗發炎以及抗過敏的作用，能抑制發炎症狀與潰瘍，使細胞組織缺損的部分，再度長出新的細胞與恢復功能之復甦。在割傷或燙傷時的急救處理，所利用的正是蘆薈抗發炎的功用。

＊燙傷

蘆薈的藥效包括治療燙傷，其所含的抗炎作用，能夠抑制發炎的症狀、解熱，以及使疼痛減輕。至於殺菌的作用，則可抑制細菌的增殖，避免二次感染。

燙傷依程度分爲：一度，皮膚紅腫、刺痛；二度，出現水泡；三度，泛白，沒有水

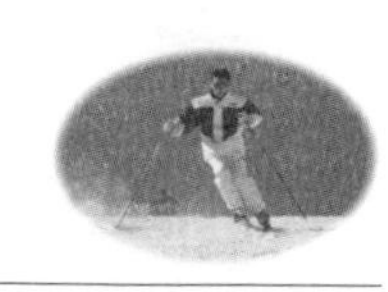

泡，嚴重時會出現焦黑症狀。

一般使傷口經自來水充分冷卻後，將沾有蘆薈之紗布貼在受傷處，再用繃帶固定。不過，三度以上的燙傷，則須用消毒紗布蓋住患部，盡快送醫急救。

而使用蘆薈生葉時，要取出膠狀的部分敷於傷口，再蓋上保鮮膜用繃帶固定，每隔二～三小時必須更換一次。

蘆薈還具有促進傷口癒合，使燙傷盡早復元的能力，使原會留下之燙傷疤痕消失無蹤。

＊擦傷、割傷

擦傷、割傷，情況輕微時，可利用蘆薈來治療。不過，傷口大小與嚴重程度的不同，出血和疼痛的情況也不一樣。若傷勢嚴重時，則應立刻送醫診治。

蘆薈能預防細菌附著在擦傷、割傷時的患部。蘆薈同時具有止血及中和毒素的作用，能抑制出血，使傷口迅速癒合。因此，非常適合做為急救時處理割傷、擦傷的用

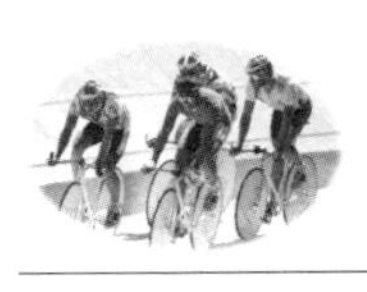

藥。

另外，蘆薈還能修復因受傷而凹陷的患部組織。它的優點就在於傷口痊癒後不會留下疤痕。

使用蘆薈生葉時，先剝下外皮，直接將膠狀的部分貼於傷口，再包上保鮮膜用繃帶固定。而蘆薈的生葉，須用熱水燙過，消毒後才能使用。因附著於其表面的雜菌，可能引起傷口化膿。輕傷時可直接塗抹蘆薈汁；利用生葉的汁液也很有效。

＊蚊蟲叮咬

以蘆薈來止癢、止痛，可立刻見效。一旦遭蚊蟲叮咬，症狀輕者，只要將蘆薈塗抹在蚊蟲叮咬處，則能立刻止癢。藉由蘆薈的殺菌作用，可以防止化膿。另外，蘆薈還具有中和毒素的作用，因此，能中和毒液的刺激。

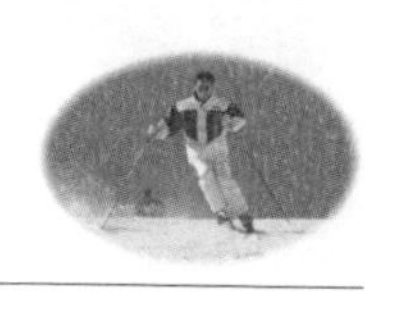

五、蘆薈栽培法

「民間藥王」——蘆薈原產於非洲熱帶、亞熱帶。通常在夏初銷售量較多。購買時，要如何分辨出好的蘆薈呢？

・**整體均勻，葉子多、莖部粗，具有較厚的葉肉。**

・**刺尖又硬。**

・**葉帶黃色且具有彈性。**

符合上述條件的蘆薈，值得購買。一般說來，土栽比盆栽生長得更爲迅速。

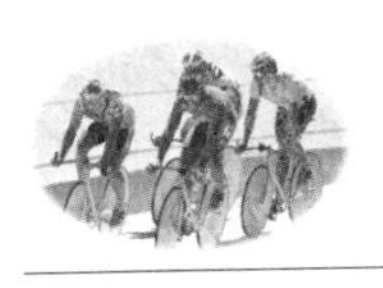

＊盆栽的蘆薈

蘆薈是熱帶植物，因此，不用擔心氣溫乾燥，只要當盆內土壤表面乾燥時，澆水即可。以下是盆栽的種植要訣：

・於接近根部處澆水，使其充分溼潤。千萬不要過度澆水，否則根部會腐爛。

・蘆薈之所以具有豐富的滋養成分，就是因爲吸收了充分的陽光，所以別忘了白天要搬到戶外曬曬太陽，下午再移至陰涼處。但剛開始時，不可被太強烈的陽光照射。

・適當施肥可促進蘆薈成長，但若過度施肥，則會造成根部腐爛。其實，即使不施肥也可以。

＊土栽的蘆薈

土栽的蘆薈，生長得比盆栽大，所以必須考慮到栽種的地方和充分的泥土。以下是土栽的種植要訣：

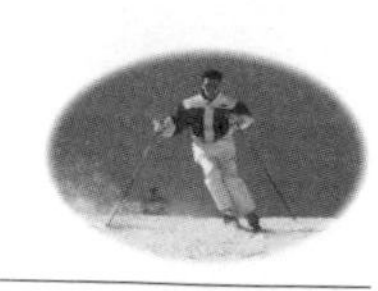

・春天是最適合的栽培期。
・最好選擇東邊或南邊，日曬良好的地方種植。
・避免排水不良的場所，尤其是雨水積存的環境。
・一切順其自然生長，但當空氣過於乾燥時，要澆點水。
・每兩個月做一次有機施肥。
・一旦有害蟲附著在根部時，會使蘆薈長出瘤，此時，務必從瘤的上方將其切下，再用水洗淨根部，或在陽光下曬幾個小時以消毒，爾後再重新栽種。

果菜汁

製作一杯可口營養的果菜汁一點也不麻煩，
其中所含的各營養，
不僅能帶給人們健康，
更能使人擁有充沛的體力與活力。

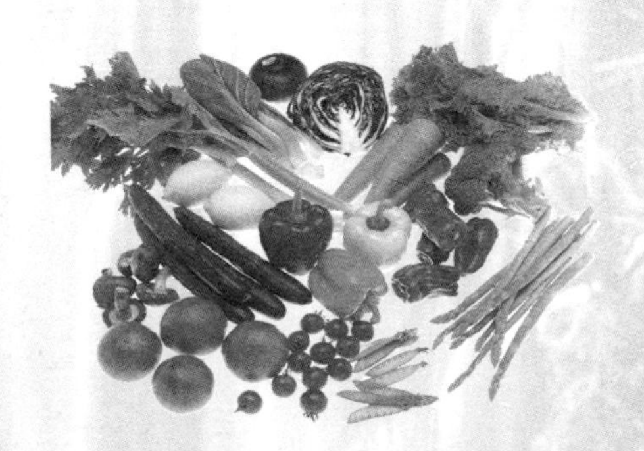

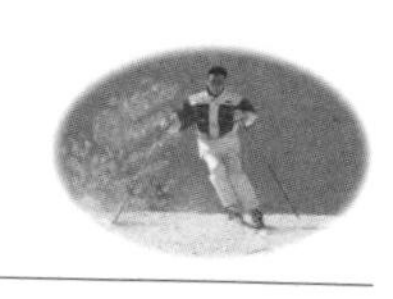

一、果菜汁知多少

多食用水果蔬菜，有益健康。然對忙碌的現代人而言，如果能有迅速吸收蔬果養分的方法，無疑是一大福音。

製作一杯可口營養的果菜汁一點也不麻煩，其中所含的各種營養，不僅能帶給人們健康，更能使人擁有充沛的體力與活力，也可藉此增加攝取量不足的纖維素。

到底喝果菜汁有何具體功效呢？

(1)預防高血壓

食用過量鹽分容易產生高血壓，而綠黃色蔬菜中所含的鉀，具有能將食鹽排出體外的作用。

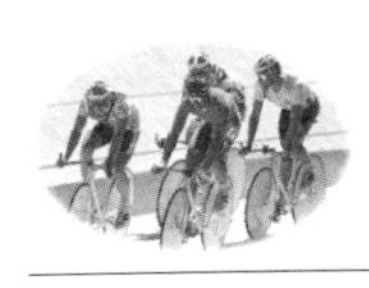

(2)改善體質

食欲不振和各人體質有很大的關係，若能多喝幫助消化的蔬菜原汁，必能改善體質，振作食欲。

(3)預防成人病

人到中年就怕心血管方面的疾病、糖尿病、肝病等，多運動、改善飲食習慣，尤其是多喝蔬菜果汁，則能增加抵抗疾病、減少罹患成人病的機會。

(4)強化腸胃功能

胃腸功能較弱者，應細嚼慢嚥，定時定量，且經常喝多種蔬菜原汁，則有助於幫助消化、改善腸胃功能。

(5)避免便秘

蔬菜汁中的纖維質可刺激大腸蠕動，預防便祕。

(6)有助減肥

擔心過胖的人，食用蔬菜，一方面不會吃下太高的熱量，另一方面會有滿腹感，可

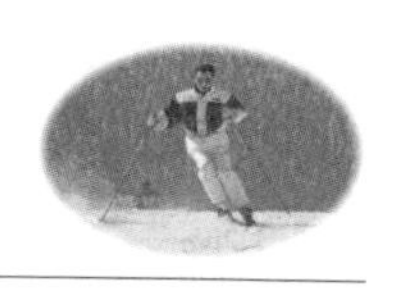

達到減肥的效果。更重要的是，蔬菜水果中還能得到豐富的維他命及鐵質。

(7) 有助發育

發育中的孩童應多喝含礦物質的蔬果原汁，才會有健康的牙齒和骨骼。

(8) 美化肌膚

每天早晨喝一杯果菜汁可保持年輕及細緻的皮膚，維持血液中的酸鹼平衡，永保青春。因爲血液裡的血酸若過高，則會造成副腎及荷爾蒙量不平衡，而導致皮膚粗糙、衰老。

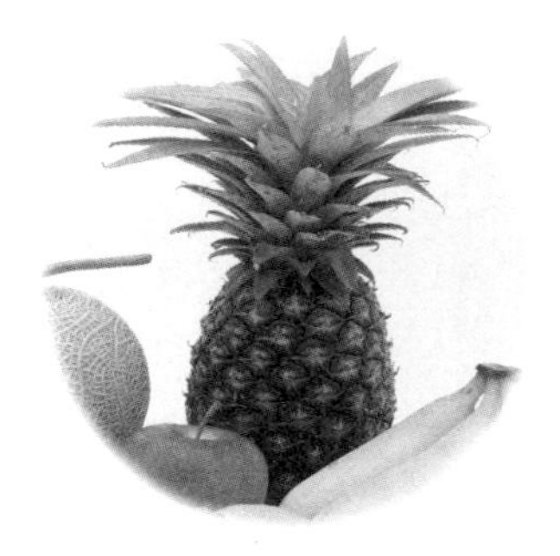

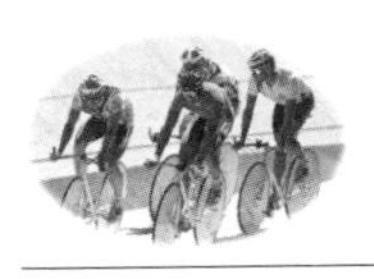

二、健康的果菜汁

健康的果菜汁，並不偏重於某種營養素，而是廣泛的攝取，不但能補充身體各方面所欠缺的營養，更能增進身體健康。

＊解酒

柿子、高麗菜原汁可以解酒。

・材料

柿子1個

檸檬1/6個

高麗菜 200 公克

・做法

柿子去核後，和高麗菜一起用榨汁機榨汁，再加入檸檬。

・分量：200cc

＊促進飲食

食欲不振時，可飲用蘿蔔、蘋果汁，它含有多種酵素及纖維質，食欲不振及消化不良者可多加飲用。

・材料

蘿蔔50公克

檸檬1/4個

荷蘭芹20公克

蘋果一個

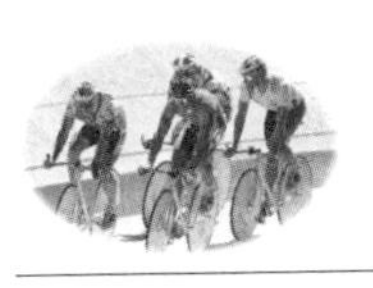

・做法

將蘿蔔、荷蘭芹、蘋果三樣一起混合榨汁，再加入檸檬，也可再摻少許蜂蜜。

・分量：180cc

＊健腸

高麗菜、荷蘭芹原汁對於促進腸胃吸收有顯著的功效。

・材料

高麗菜150公克

芹菜32公克

荷蘭芹30公克

蘋果1/2個

檸檬1/8個

・做法

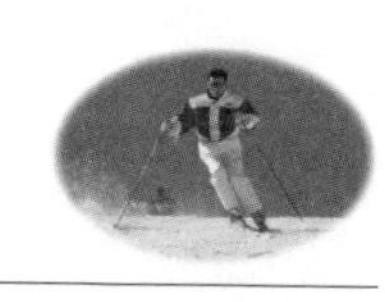

所有材料一起洗淨後榨汁。

・**分量**：230cc

＊增強抵抗力

生菜、蘋果汁是種維生素A及礦物質鈉等含量豐富的果菜原汁，多飲能消除眼睛疲勞、皮膚乾燥，並增加抵抗力。

・**材料**

生菜20公克

蘋果1個

胡蘿蔔1/2根

・**做法**

生菜、胡蘿蔔、蘋果洗淨後一起榨汁。

・**分量**：200cc

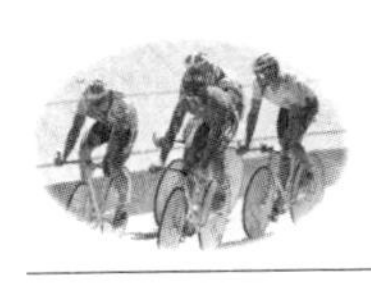

*清腸胃

高麗菜加檸檬汁可清除胃、腸內的廢物，使腸胃清爽舒適。

・**材料**

高麗菜200公克

檸檬1/4個

萵苣200公克

・**做法**

高麗菜、萵苣洗淨後先打成汁，再加入檸檬汁。

・**分量**：220cc

*增強體力

洋蔥、芹菜汁是種特殊的果菜汁，能使血液保持微鹼性的健康狀態，增強體力對病

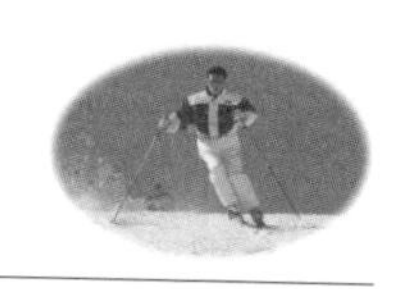

菌的抵抗力。

·材料

洋蔥1/2顆

胡蘿蔔1/2根

芹菜100公克

·做法

洋蔥削皮洗淨後，將所有原料一起榨汁。

·分量：220cc

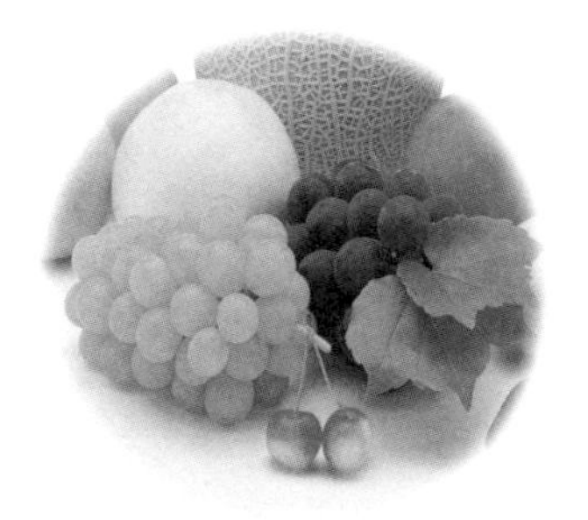

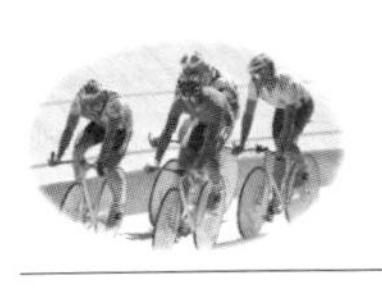

三、養顏美容的果菜汁

美白是每個女人的夢想，向雀斑、面皰、皺紋說再見，除了依賴化妝品掩飾之外，常喝果菜汁也能使您徹徹底底由裡到外一樣漂亮健康！

＊防止浮腫

飲用西瓜、小黃瓜汁可以消腫，對心臟病、高血壓、腎臟病所引起的暈眩也很有效。

・**材料**

西瓜 200 公克

小黃瓜1根

・**做法**

西瓜去皮，和小黃瓜一起打成汁。

・**分量：250cc**（材料摻水的總量）

＊氣色紅潤

蘋果、菠菜汁含豐富維生素A及鐵質，不但可加強抵抗力，對治療貧血更具功效。

・**材料**

菠菜50公克

蘋果1小個

檸檬1/2個

・**做法**

蘋果、菠菜一起榨汁，然後加入檸檬汁。

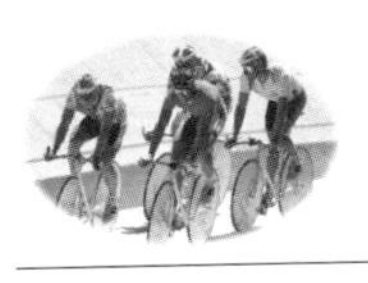

・分量：150cc

＊治療面皰、粉刺

綠色果菜汁可美化肌膚，含有豐富的胡蘿蔔素、維生素B_1、B_2、C等，對面皰、粉刺有治療的功效。

・材料：

荷蘭芹菜50公克
油菜50公克
蘋果1小個
檸檬1/3個

・做法：

蘋果、油菜、荷蘭芹菜一起打汁，然後加入檸檬汁。

・分量：180cc

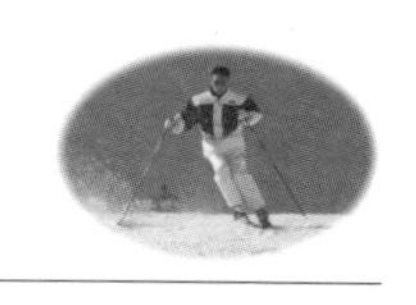

＊保護皮膚

草莓、蔬菜汁中含有豐富的維生素B_1、維生素C，對於抵制皮膚衰老、過敏症、黑斑、雀斑極具功效;此外，皮膚乾燥的人也該多喝。

・材料

草莓6顆
檸檬1/4個
芹菜30公克
奶粉1大匙
蘋果1/4個
油菜30公克
綠蘆筍2根

・做法

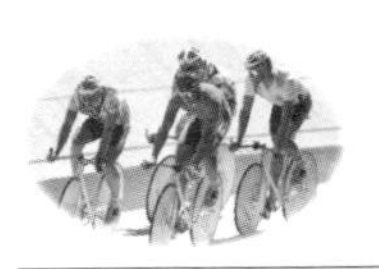

草莓去蒂後，和檸檬以外的材料混合打汁，最後再加入檸檬汁及奶粉調和即可。

・分量：200cc

＊避免頭髮分叉斷裂

萵苣、胡蘿蔔汁能幫助髮根正常發育，使秀髮光澤而柔美。

・材料

萵苣150～200公克

胡蘿蔔1根

蘋果1個

檸檬1/6個

・做法

所有的材料洗淨後一起打汁，再加入檸檬汁。

・分量：260cc

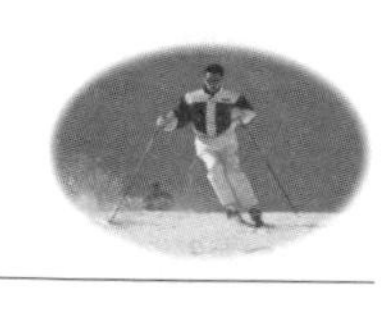

四、預防慢性病的果菜汁

果菜汁並不是能夠治病的藥，但長期飲用，它的效果十分驚人，不但能糾正偏差的飲食習慣，獲得營養，改善體質，更可預防疾病，是不可多得的養生法。

＊預防便秘

草莓果汁對鬆弛緊張情緒和消除便祕非常有效；胃酸過多者應避免食用碳酸飲料，並以蜂蜜代替乳酸飲料，再加入30cc的開水。

・材料

草莓5顆

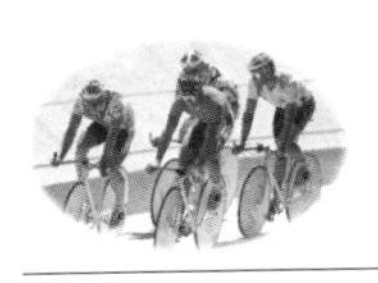

碳酸100 cc、乳酸飲料25 cc

冰塊1～3塊

・**做法**

將草莓去蒂，與乳酸飲料和50 cc碳酸打汁；然後，將冰塊置入混合液中，同時將剩餘的50 cc碳酸緩緩加入。

・**分量**：180cc

＊降低血壓

血壓高的人每天清晨喝一杯日本芹菜綜合汁，可預防腦充血、降低血壓。

・**材料**

日本芹菜70公克

蕪菁1小個

橘子1/2個

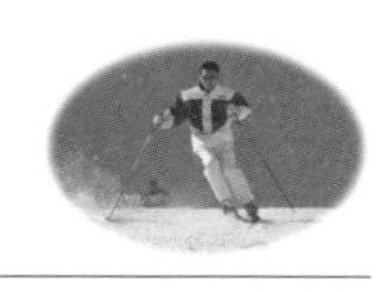

蘋果1小個

・做法

橘子去皮後，與所有材料一塊打汁。

・分量：190cc

*防止動脈硬化

胡蘿蔔素可防止高血壓、動脈硬化，並且對皮膚粗糙、起皺紋等症狀非常有效。

・材料

荷蘭芹菜30公克

油菜30公克

胡蘿蔔1/2根

香瓜1/2個

青辣椒2個

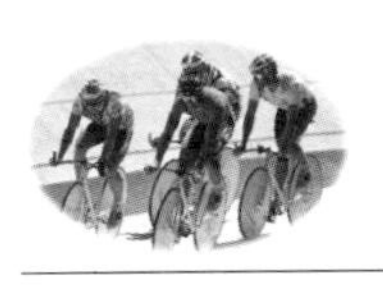

檸檬1/4個

・做法

香瓜去皮和油菜、青辣椒榨成汁，再加入檸檬汁。

・分量：220cc

＊改善風濕症

芹菜中含有豐富的維生素B_1、B_2以及礦物質鈣、鐵等，有助於改善風濕症、神經痛。

・材料

芹菜50公克

番茄1個半

檸檬1/6個

・做法

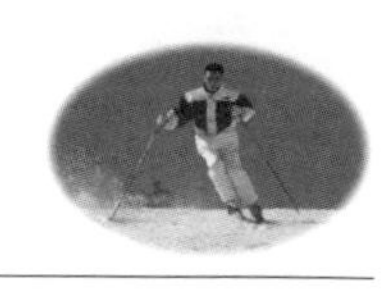

番茄去蒂和芹菜打汁，再加入檸檬汁。

・**分量**：200cc

＊改變體質

油菜、蘋果汁營養價值高，可改變酸性體質，是很好的鹼性食物。

・**材料**

油菜30公克

蘋果1個

檸檬1/4個

・**做法**

油菜、蘋果洗淨後打汁，再加入檸檬汁。

・**分量**：180cc

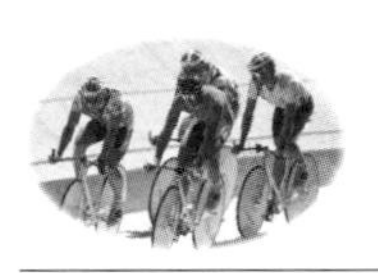

*強化肝臟

維他命B果菜汁能強化肝臟功能。

・材料

芹菜30公克

萵苣60公克

小番茄1/2個

蘋果1/2個

酸乳酪2大匙

小麥胚芽粉1大匙

・做法

將芹菜、萵苣、小番茄、蘋果一起榨汁，再將酸乳酪、小麥胚芽加入混合汁中。

・分量：230cc

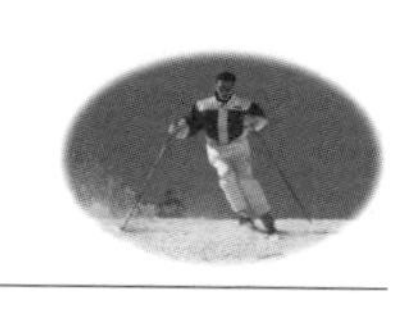

五、製作果菜汁的訣竅

果菜汁中豐富的營養是毋庸置疑的，但若在處理的過程中用錯方法，或有所疏失，則可能白忙一場！

以下是果菜汁製作的十項原則：

・洗滌

果菜接近表皮處的菜肉含養分極高，因此調製果菜汁時先將果菜仔細清洗乾淨，盡可能的連皮一起食用。

・選材

調製果菜汁一定要選用新鮮、色澤光滑的果菜。

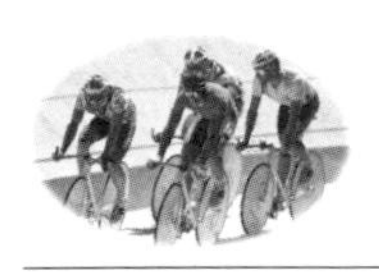

・忌用糖

糖在分解時會消耗大量維他命B_1及B_2，且白糖食用過多會導致糖尿病、心肌梗塞等。故可以蜂蜜、黑砂糖替代。

・配料

胡蘿蔔、黃瓜、南瓜所含的酵素會破壞維他命C的效力，所以最好不要和維他命C含量豐富的果菜配合，而摻用維他命C含量少的芹菜，再加入檸檬、柑橘類等果汁，可減少維他命C流失。

・立即飲用

果菜汁調製成後，如與空氣接觸時間太久，維他命容易流失，所以調製好之後，應立即飲用。

・飲用時間

夜晚休息，體內不應負荷太多水分，故宜於白天飲用。

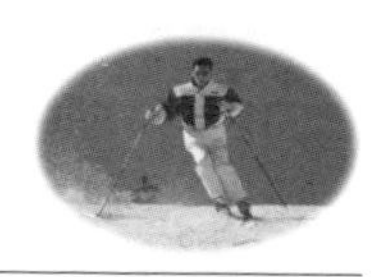

・切忌豪飲

果菜汁雖是液體，但營養價值卻相當高，若要充分吸收，就要像咀嚼食物一樣，從容不迫的喝。

・加水適量

果菜汁內摻水，也許較爲經濟，但對健康而言，其營養價值就減低了。因此加入的水要適量或以牛奶替代。

・不可偏食

對於果菜材料，最好能廣泛選擇，且應隨季節變換。各式各樣的原汁都要飲用，營養才會均衡。

・持之以恆

果菜汁的功效，並不能立竿見影，必須持續飲用，時日一久才可改善體質、增進健康。

糙米湯

糙米湯不但富含維他命B群，
又有礦物質，
最重要的是含有維他命F。

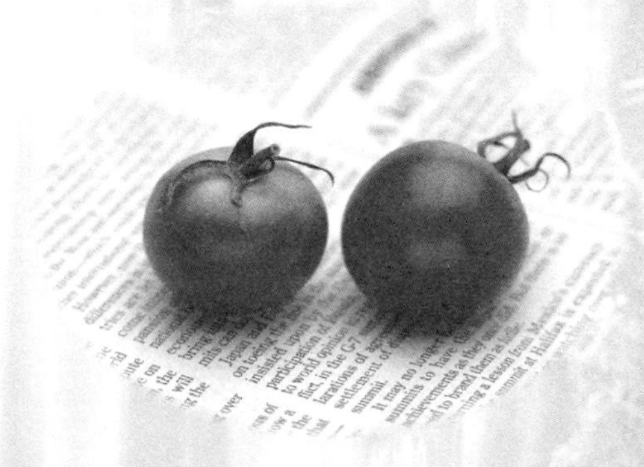

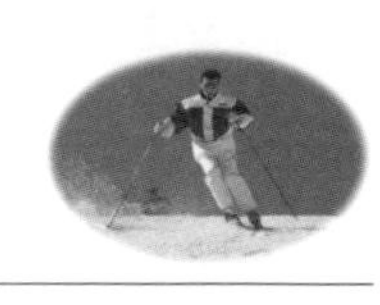

一、喝糙米湯能重返青春？

在日本喝糙米湯逐漸蔚爲流行，有人說持續喝糙米湯之後，白髮不見了，有人則說視力改善了，還有人說自己不再手腳粗糙，稀疏的頭髮也漸漸濃密起來，貧血問題消失了，甚至變得更有精力等等……諸如此類的神奇功效，令人不禁要問：糙米湯是何方神聖？它的成分爲何？該如何製作？

研究分析發現，100cc 的糙米湯中，至少含有：

・水分 99.5g
・蛋白質 0.1g
・碳水化合物 0.3g

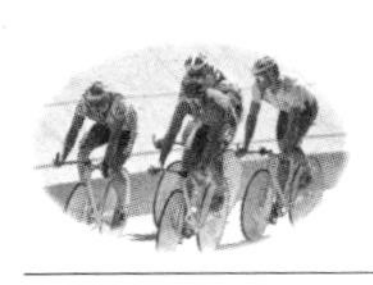

・脂肪 0.0g
・灰分 0.1g
・熱量 2Kcal
・維他命 B_1 0.02mg
・維他命 B_2 0.01mg
・維他命E 14.8mg

由此可見，糙米湯不但富含維他命B群，又有礦物質，最重要的是豐富的維他命E。維他命E向來被視爲「返老還童的維他命」，具有恢復皮膚、細胞年輕及改善生殖機能的功效。

既然得知糙米湯的種種好處，您是否也想開始食用了呢？以下是糙米湯的製作方法。

步驟1

將一合（單位名）糙米置於鍋中空炒，約四、五分鐘至不燒焦的黃褐色爲止。

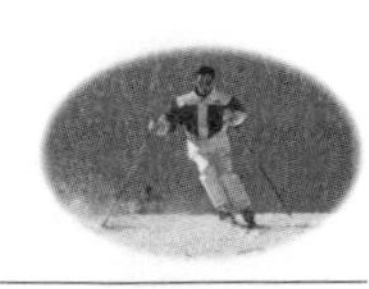

步驟2

將煎炒過的一合糙米，加入八～九合的水混合燒煮，待沸騰之後，用小火煮二十分鐘左右。

步驟3

煮二十分鐘之後，再用篩子過濾，大約可得五合左右的糙米湯。至於剩餘的糙米，也仍有應用的價值。

習慣食用白米或胚芽米的人，可以在每次吃飯時飲用一、兩杯糙米湯，補充不足的營養素。至於未飲完的糙米湯，若放入冰箱冷藏，約可保存二～三天。

二、糙米湯的營養

有人以「營善的寶庫」來形容糙米，一點也不假。糙米的營養的確十分豐富，包括維他命B群、泛酸、菸鹼酸、維他命E、礦物質鈣、鉀、鐵、磷等，是不可多得的健康食品。

首先，從維他命B群談起。它是我們日常飲食在體內燃燒時所必要的物質，具有促進酒精的分解與碳水化合物代謝的重要功能；反之，一旦缺乏則會使體內酸性的廢物囤積。

維他命B_1與腦神經、機能關係密切，可減輕肉體疲勞，另外對神經痛、肌肉痛、腰痛、肩胛痠痛、末梢神經的症狀都有效果。

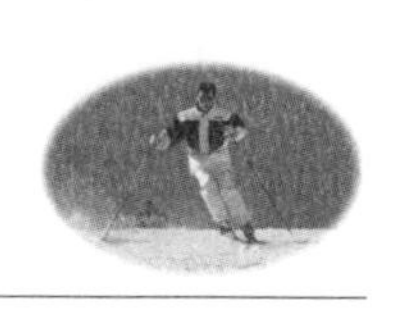

維他命B_2可改善老花眼，促進皮膚、指甲、毛髮的發育，防止動脈硬化及老化的現象。

維他命B_6具有代謝蛋白質、脂肪、碳水化合物，參與神經系統機能，形成紅血球細胞抗體等功用，對於口角炎、濕疹、食欲不振、孕吐、蕁麻疹、氣喘、動脈硬化等情形都頗有功效。

菸鹼酸對神經系統有很大的影響，可做爲口角炎、口腔炎、末梢循環障礙、肉體疲勞、消耗性患疾、孕婦、餵奶的母親之營養補給，並能抑制憂鬱症、精神錯亂、無精打彩與下痢、且有助於胎兒成長。

泛酸負責脂肪氨基酸、碳水化合物的代謝。具有對緊張情緒的抵禦能力，並可形成荷爾蒙抗體。是治療皮膚炎、急慢性濕疹、甲狀腺機能不足，及孕婦在營養補給上所不可或缺者，甚至對風濕病也很好。

維他命E用於女性身上，可預防不孕、早產、死胎、豐富性生活。藉由維生素E，心臟可以保持強勁、防止衰老與末稍循環障礙、妊娠機能障礙、脂質過酸化等。100cc

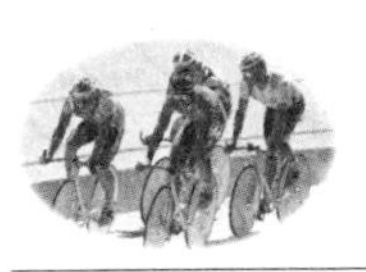

的糙米湯中之維他命E的含量是牛乳的15倍，相當於13個蛋的維他命E含量，對於生殖機能的強化，極有助益。

亞油酸，又稱維他命F，可分解膽固醇，有助於保護動脈壁，幫助血液循環順暢。

除上述各項成分以外，糙米還有許多寶貴的營養成分，在此就拿白米和糙米做個比較吧！

成　分		糙　米	白　米
水分		15.5g	15.5g
蛋白質		7.4g	6.8g
脂質		3.0g	1.3g
碳水化合物	糖質	71.8g	75.5g
	纖維	1.0g	0.3g
礦物質	鈣	10mg	6mg
	磷	300mg	140mg
	鐵	1.1mg	0.5mg
	鈉	2mg	2mg
	鉀	250mg	110mg
維生素 B1		0.54mg	0.12mg
維他命 B2		0.06mg	0.03mg
菸酸		4.5mg	1.4mg
維他命 C		0.0mg	0.0mg
維他命 E		10.0mg	1.0mg
灰分		1.3g	0.6g
熱量		351Kcal	356Kcal

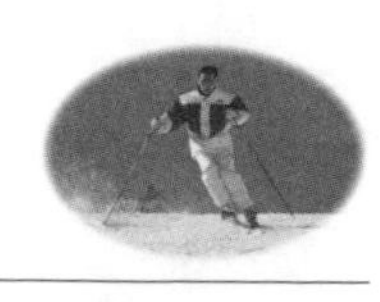

三、糙米湯的健康效用

糙米湯可以治療身體不適?答案是肯定的。當然,它並非能藥到病除,但持續不間斷的飲用,自然會達到調整體質的效果,以下便是一些實際獲得改善的例子。

*過敏

A君不滿一歲的小孩,有皮膚過敏的問題,而他自己也患有原因不明的搔癢皮膚炎,診治醫師表示,光擦藥或服用藥物是不夠的,還要設法改善體質才行。聽說糙米湯很有效,就這麼喝起來了,現在他和孩子的情況比以前好很多,近來也不再爲搔癢所苦。

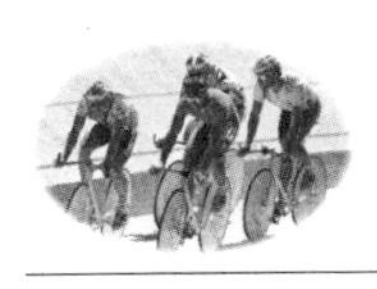

＊痠痛

因爲工作的關係，B君常會有肩胛痠痛的毛病，加上身體容易疲倦，影響工作情緒，於是嚐試喝糙米湯，至今已兩個多月，情況已漸漸好轉。

＊關節炎

C君一直受關節炎的困擾，每當從高處向下走的瞬間，腿會劇烈疼痛，不論吃藥、擦藥，甚至針灸都無能治癒，但在他持續飲用糙米湯一個月之後，狀況竟改善許多。

＊血壓

D君因爲患有高血壓，血壓高時可達二〇〇，低時也有一七〇；幾年來一直爲高血壓所苦。飲用糙米湯後，血壓竟然得以下降。因此，D君更是把糙米湯當作茶水飲用，目前他的血壓已恢復至正常的指數。

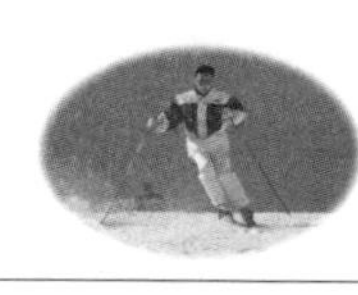

E君因爲血壓偏低，早上起床或站在廚房皆感不適，每況日下，雖然吃了藥，卻不見好轉。然而，在他試著食用糙米湯兩週後，所有的不適都一掃而空。

＊痔瘡

F君產後嚴重便祕、痔瘡，然其在飲用糙米湯之後，便奇蹟般地痊癒，讓她不再一上廁所就感到害怕。

＊安定精神

身心得不到平衡，就容易煩躁或大動肝火，G君非常容易因疲勞而覺得煩躁，此時不是和先生吵架，就是打罵小孩，弄得整個家烏煙瘴氣。自聽從朋友的建議，早晚喝一碗糙米湯之後，身體不再那麼容易感覺疲勞，也不再覺得煩躁，而鬱悶的情緒也都獲得改善。

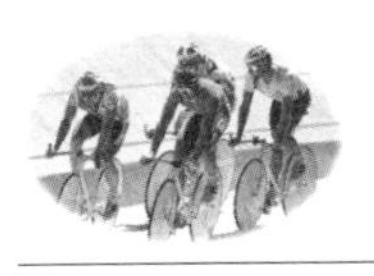

*氣喘

H君的氣喘症狀曾嚴重到需要住院，自從飲用糙米湯後，情況改善了許多，現在他連出外旅行，都不忘帶著糙米呢！

*感冒

I君的小孩每次感冒都要花上好長一段時間才能治癒，而且每回必定嚴重至無法上學的地步。但其喝了糙米湯之後，只要睡一晚，狀況就大爲改善，而且長期飲用糙米湯，也不再容易感冒了。

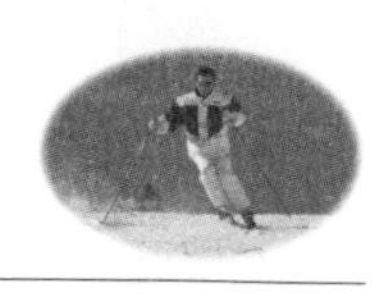

四、糙米湯的健美效果

健康就是美！飲用糙米湯能改善體質，使人變得容光煥發，尤其是其富含之維他命E，具有重返青春的驚人效果，讓人自然而然呈現迷人光彩。

＊皮膚

J君的寶寶皮膚很乾燥，於是她把糙米湯加入粥中，寶寶喝了之後，皮膚變得光滑，也不再便秘了。

K君容易長青春痘，臉上、背上都有，自從飲用糙米湯後，皮膚變得光滑明亮，上妝也比以前容易。

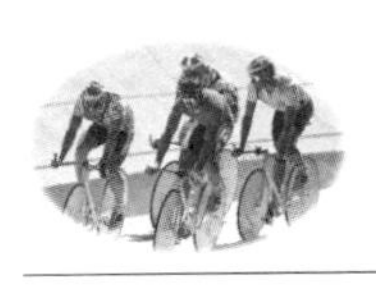

L君說：「多虧糙米湯，讓我的妊娠紋變淡！」

＊體臭

M君的女兒患有狐臭，連脫衣服時都會感覺到臭味；而先生也有同樣的問題，不但容易出汗，並會在衣服上留下黃斑。於是M君決定全家開始飲用糙米湯，沒想到一段時間後，女兒的狐臭不藥而癒，先生雖然仍易出汗，但汗水的成分似乎改變了，不會在衣服上留下黃斑，甚至連M君本身的濕疹也奇蹟般痊癒。

＊重返年輕

N君的先生頭髮稀疏，有禿頭的危險，加上少年白，整個人看起來比實際年齡大了許多；而N君本身有視力方面的問題。自從兩夫妻開始喝糙米湯後，先生稀疏的頭髮竟漸漸黑密，而N君的視力也逐日改善，老花眼鏡則再也無用武之地了。

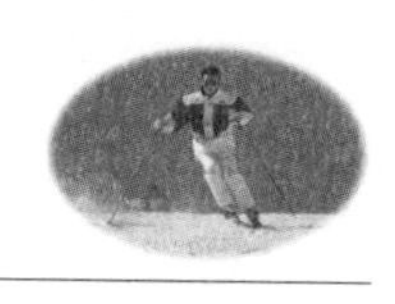

五、殘餘糙米之有效運用

在您製作糙米湯的過程中，必然會殘留糙米，可千萬別急著丟棄，它仍具有相當的營養價值，可以有效運用。以下提供您它的使用妙方！

＊營養麵包

・材料

殘留的糙米１杯
低筋麵粉１杯
艾蕎少許

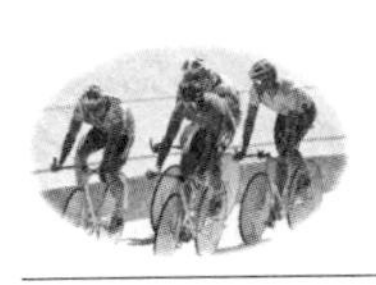

山藥3公分
蛋3個
鹽少許
砂糖1杯

・做法

將材料一起攪拌之後，置於盤上，再放入微波爐內。如果把蛋打得起泡，且把山藥磨碎的話，就不需加發酵粉了。

＊小點心

・材料

殘留的糙米1杯
低筋麵粉250～300克
蛋2個

奶油100克
砂糖160克

·做法

將材料適當攪拌成糊狀，冷卻於冰箱三十分鐘，再把材料依喜歡的模子捏成約一公分厚的各種形狀，完成後用烤箱烤二十分鐘左右即可。

*薄餅

·材料

適量的殘留糙米
低筋麵粉1杯
牛乳1杯
蛋1個
奶油20克

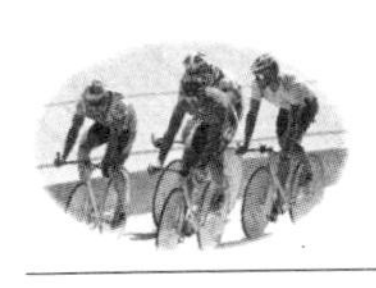

蜂蜜適量

・**做法**

將牛奶、蛋加入麵粉中，再摻入已溶化的奶油，並倒入適量的糙米。然後，用煎鍋將材料薄薄的鋪平，兩面煎，煎好之後，一層層地捲起來，最後可在上面加上蜂蜜或任何自己喜愛的佐料。

*烤餅

・**材料**

殘留糙米半杯

洋蔥半顆

適量的烏賊、蝦或喜愛的食物

美奶滋

奶油

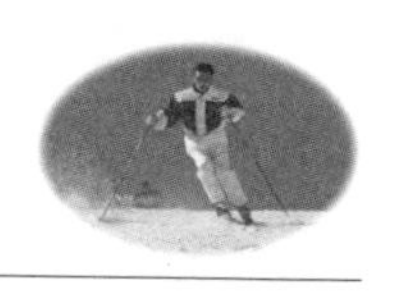

麵包粉

・做法

將半顆洋蔥切成薄片後，入鍋煎炒。再將殘留糙米加入烏賊、蝦等，後用美奶滋攪拌成糊狀，以鹽、胡椒調味。一切ＯＫ後，將材料置於烤盤，撒上麵粉，加入奶油，放入烤箱烘烤。

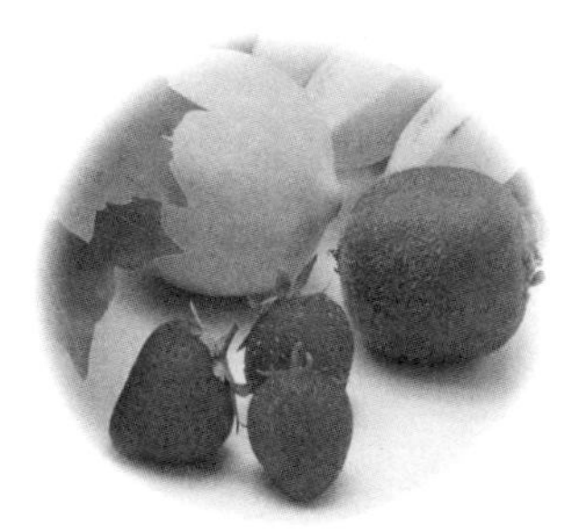

茶

茶含有對身體有益的成分，
所以原被做爲藥用，
然現今茶已是種普及的飲料，
使人在不知不覺中獲得茶的功效。

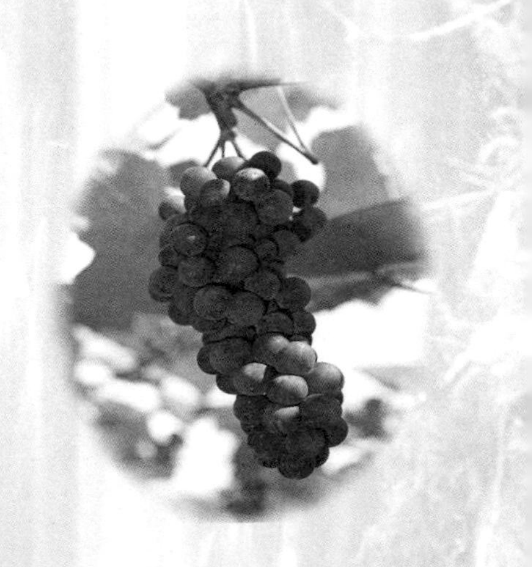

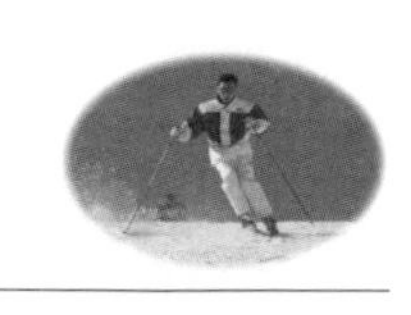

一、您喜歡品茗嗎？

每年到了三、四月，春茶上市，正是茶香四溢的時候，您是否也想在裊裊茶香中獲得身心的解放呢？千萬則嫌泡茶麻煩，只要您試一次，就會深深受其吸引。

現在，找出您塵封已久的精美茶具，再尋覓三五好友，即可開始施展您的「茶藝」了。首先，取出二至五公克的茶葉，將茶葉裝入泡茶的小壺中，再注入200cc的熱水，經過二、三分鐘後即可倒出飲用。

一般而言，茶在第一泡時，已經把所含的咖啡因、維他命C、茶葉素等溶解出百分之八十以上，第二泡時又溶解出百分之十五，到第三泡已所剩無幾。若爲了健康而喝茶，到第三泡之後，就要換茶葉了。

目前，茶已成爲最佳的保健飲料。其實，自古以來，茶就被國人視爲養生的仙藥，

不過，喝茶也有一些禁忌，值得注意哦！

- 隔夜茶不能喝。
- 空腹時不宜喝濃茶。
- 就寢前不宜喝茶。
- 胃及十二指腸潰瘍者不宜喝茶。
- 高血壓患者不宜經常喝茶。
- 服藥不宜喝茶。

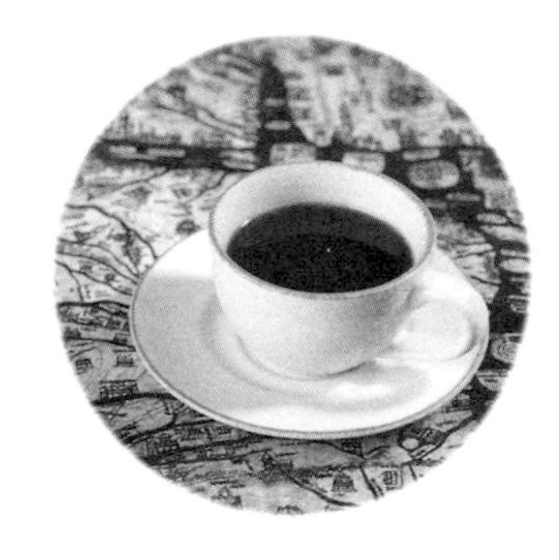

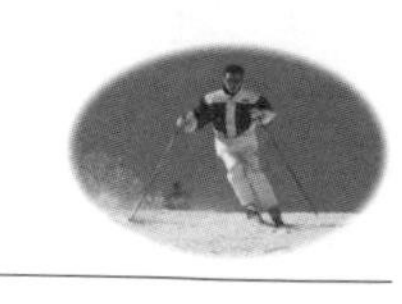

二、喝的蔬菜——茶

茶內含有對身體有益的成分，所以原被做爲藥用。然現今茶已是種普及的飲料，使人在不知不覺中，獲得茶的功效及好處。

雖茶擁有某些藥效，但別擔心喝多了會產生副作用，尤其茶所含之兒茶素和維他命C等，因是水溶性，若吸收太多，也會隨著尿液排出體外，不會囤積在體內危害人體。

爲了將茶有益健康的生葉成分保留下來，茶葉以沒有發酵過的綠茶爲佳。因爲，茶葉所含有的維他命C，會隨發酵的進行而減少。綠茶爲不發酵茶。做法是將茶葉摘下後，迅速加熱，將葉中的酵素功能停止，使其不氧化。

讓我們進一步了解茶葉中所含的成分與效能——

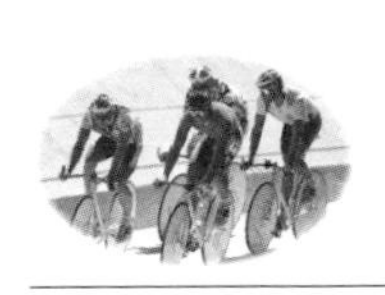

茶的功效多半由兒茶素所造成，其具有多項確實之功效，如控制致癌因子，降低膽固醇，防止老化，抑制血壓及血糖上升，以及抗菌、預防蛀牙、預防口臭等功效。

茶亦含有豐富的維他命C，喝茶時可自然攝取。除了維他命C，茶還包含了其他多種維他命，尤其以能在體內變換爲維他命A的紅蘿蔔素和維他命E含量最多。不過，由於紅蘿蔔素和維他命E不溶於水，所以，如果單喝茶，其營養素仍殘留在茶葉上，無法獲取。因此，若能將茶葉一併吃下，最有幫助。一些茶製的餐點、糕點、果凍等，已十分盛行，有興趣也可以自己動手做。

此外，茶還有美味成分的胺基酸、鉀、磷、鎂和鈣等礦物質。同時，也含有人體不可或缺的微量元素，如鐵、鋅、錳和氟等元素，及近來受到重視的食物纖維。

唯一令人擔心的問題是咖啡因。因爲咖啡因有即效性之提神及強心作用等，會予人生理上的刺激，因此，往往被認定不能多喝茶。但事實上，茶中的咖啡因和純粹的咖啡因之功能並不相同，它的性質溫和，這是因茶含有兒茶素之故。因爲兒茶素會在茶的溶液中和咖啡因結合，形成緩和刺激的作用，由於如此，雖然同樣是咖啡因，茶卻比咖啡

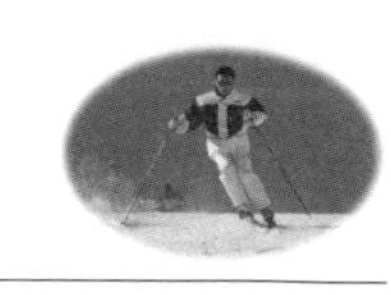

刺激小。

總之，因爲茶富含營養素，被視爲最好的健康飲料，並且可依自己喜歡的量、喜歡的時刻飲用，而不受限制，同時也不必擔心卡路里的問題，就像喝開水一樣安全而方便。

碳水化合物（含食物纖維）	45.8%
蛋白質	24%
兒茶素	13%
礦物質	5.4%
咖啡因	2.3%
其他	9.5%

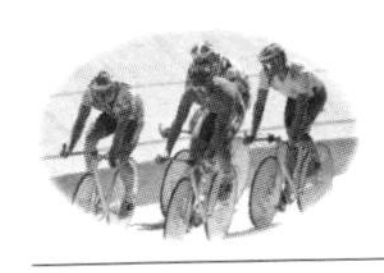

三、喝茶健康法

「茶乃是養生良藥，喝茶之人必長壽。」自古以來，在有關茶的典籍中，便有上述的記載。再加上近來茶中的有效成分逐漸被發現，更令人體會茶對人體的健康效用。

*可增強活力

現代人忙碌，常感精神緊張和疲勞，體力不濟，此時若喝上一、兩杯溢著茶香的熱茶，情緒則會獲得紓解。

由於茶中所含的咖啡因能夠刺激大腦的中樞神經，產生興奮作用，連帶強化神經末稍和各種肌肉的功能，如心臟和骨骼肌肉機能的活潑，能增強運動力與提高耐久力。

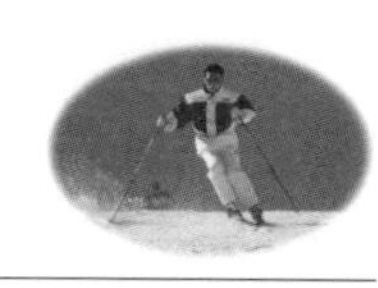

＊具有維他命的效用

由於維他命C無法在人體內自製，必須從食物中攝取。通常人在不偏食的情況下，應該不至於發生維他命C不足的現象，但現代人由於吃了太多加工食品，難免有缺乏維他命C的情況發生。

缺乏維他命C，對人體健康會產生極大的害處，如皮膚粗糙，減低對疾病的抵抗力，產生白內障等，而且會使血液中的膽固醇增加、動脈硬化，並由此而引起各種生理障礙。

茶中所含的維他命種類很多，尤其是維他命C。一個人一天須攝取的維他命C在五十至八十毫克以上，而一杯茶中含有數毫克，所以一天只要喝三杯茶，就可以補充一部分維他命C的必要量了。

＊具提神效果

如果在早餐之前，先靜下心來享受一杯好茶，不但能促進食欲，而且可使大腦在咖

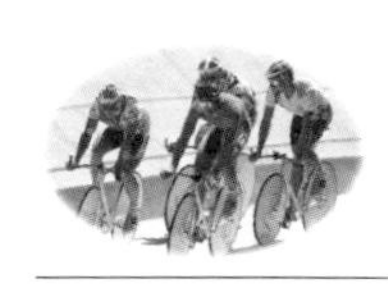

啡因的作用下，變得活潑而清晰，讓自己有個充滿朝氣和舒爽的一天。

因工作壓力產生精神上的疲勞，往往會使人食不知味、睡不成眠，此時最好設法改變一下心情和周遭的氣氛。喝一杯好茶，可以使人心情煥然一新。

晚上和客戶應酬，酒喝多了，隔天醒來會覺得頭暈難受，喝茶可解宿醉。

從醫學觀點來說，酒流入肝臟之後會被分解，但如果酒量太多，肝臟不勝負荷，就無法發揮分解的作用，而產生有害物質——乙醛蓄積於血液之中，出現了所謂的宿醉。要解除宿醉最好是喝杯好的濃茶，因爲好茶中含的維他命C及咖啡因都較豐富。當然，如果在喝酒前先喝兩、三杯茶的話，也可以達預防宿醉的效果。

＊具抗菌效果

茶，能有效防止食物中毒。因茶內含有能防止細菌在食品中繁殖的抗菌性，以及將細菌排出的毒素無毒化之抗毒效果。進餐後喝茶，有消滅食物毒菌的功效。

食物中的毒菌，包括有病原的大腸菌、黃色葡萄球菌、大腸桿菌、肉毒桿菌等各種

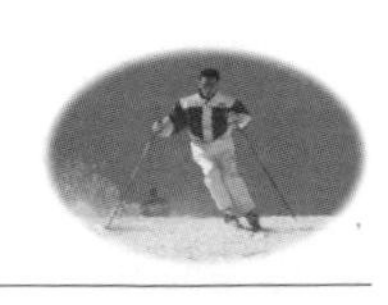

菌類，喝茶多半都有預防效果。

除與飲食有關的病菌外，生活中仍有不少濾過性病毒隨時會侵襲人體，如流行性感冒。以茶漱口可達到預防濾過性病毒侵襲的效果，其濃度只要一般飲用濃度的一半即可。

此外，根據研究發現，當茶的溫度和體溫相同時，能夠黏住並控制病毒感染力，甚至對感染力強的流行性感冒之濾過性病毒也有相當的效果，因此，對普通的傷風感冒病毒，應也有效。

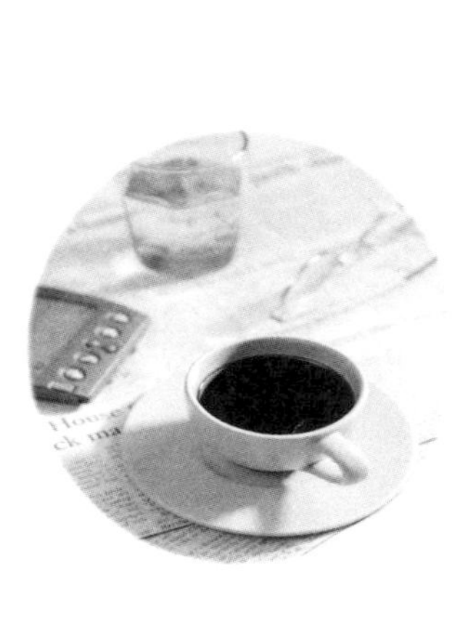

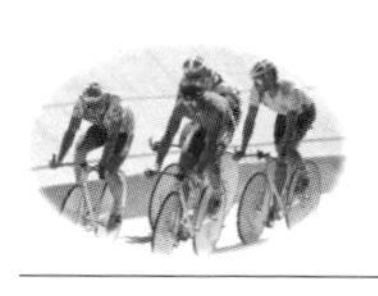

四、喝茶健美法

希望永保青春美麗、肌膚柔細、體態窈窕，是每一個人共同的心願，要達成這個夢想不難，就是喝茶。

*防止老化

年輕時常作運動、鍛鍊體魄，或善於紓解情緒，是防止老化很大的關鍵。而事實上，茶能有效防止老化。

由於我們是利用呼吸來獲取氧氣，而氧氣和老化有很大的關係。氧氣在吸入人體後，有一部分會在體內變化成爲「活性氧氣」的物質。

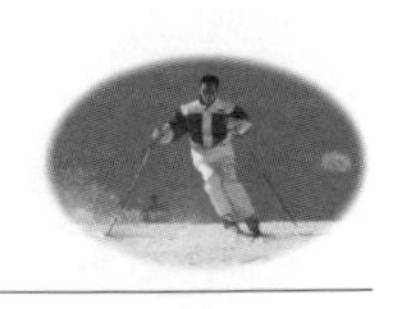

活性氧氣和體內的脂質結合，造成「過氧化脂質」。過氧化脂質是一種毒物，爲形成各種成人病的導火線。再加上過氧化脂質會製造老化之標誌——脂褐素的老化色素。因此，過氧化脂質即老之源。

如果想要抑制老化，必須從外界攝取可以控制體內氧化反應之抗氧化物質做爲食物。這些抗氧化物質中，能防止脂質過氧化的是紅蘿蔔素、維他命C、E等。由於茶裡含有這些豐富的成分，再加上含於茶中的維他命C，一杯茶平均含四～五毫克，而且與一般容易被破壞的維他命不同，茶葉中的維他命C，可以放置五～六小時。

若常喝含這三種成分的茶，可防老化、癌症與成人病。

*細緻肌膚

有些女孩不願意喝茶，是因爲擔心茶水的深褐色會影響她們的膚色，事實上，人體的皮膚裡含有「黑蛋白」的色素，皮膚顏色的深淺就決定於黑蛋白含量的多寡，黑蛋白多時，不但膚色變黑，還會出現破壞美觀的黑斑、雀斑。

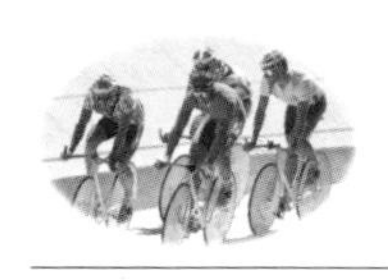

實驗證實，維他命C可產生阻礙黑蛋白色素的作用。而茶富含維他命C，故喝茶可使肌膚柔白、具光澤與彈性。

＊減輕體重

綠茶中幾乎完全不含卡路里，是最好的減肥飲料。還有一種說法是，茶葉中含有可以強化酵素，分解脂肪的成分。但也有人認爲，茶中所含的微量成分或未知成分，具有調節新陳代謝而導致減肥的效果。

愛喝茶的人不會變胖。運動前喝茶更具有減肥效果。對身體而言，脂肪擔任貯藏熱能的作用，但消耗熱能以前，必須先將葡萄糖及儲存在肝臟及肌肉內的肝醣轉變爲熱能消耗之後，才會使用到脂肪的熱能。

如果運動前喝茶，茶內的咖啡因會使肝醣被儲存在肝臟，而脂肪的熱能會優先被利用。換言之，只要能先飲茶，然後進行慢跑、游泳、騎腳踏車等有效率的運動，就能有效的減肥。

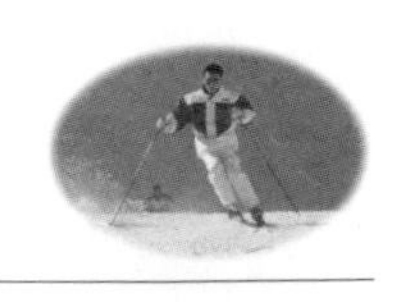

五、喝茶療病法

茶是歷史最悠久的飲料，稱得上是「健康飲料之王」，其中含有多種能預防成人病的有效成分。

＊預防癌症

茶有控制形成亞硝酸化合物等致癌物質的功能，同時，也有防止細胞突變成致癌狀態和防止細胞癌化之突變作用。

據研究顯示，可能是兒茶素的作用。

其實，有關茶對癌症之預防效果，並非只是兒茶素的作用而已；維他命A、C、E

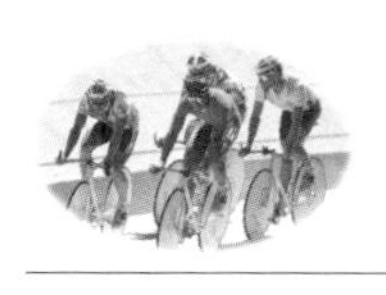

對癌也有抑制作用。而茶葉裡正好都含有這些成分。

除了維他命外，茶葉也含有豐富的食物纖維。這些食物纖維不但能治便祕，更能吸收我們每日飲食中所產生對腸有害的物質，然後和糞便一起排出體外。有此作用的植物纖維，對最近發生率不斷升高的大腸癌，特別能發揮預防的效果。

因此，在仍未發現對癌症確實有效的治療法之時，含有兒茶素及各種預防癌症有效物質的茶葉之存在，可說是不可多得的寶物。

＊預防高血壓

茶不僅可以預防癌症，還能預防血管阻塞等循環系統之成人病。而於心臟病和腦中風等成人病中，高血壓是主要的導火線。而茶對於這樣的成人病有很大的療效。

茶所含的兒茶素不僅有抑制高血壓的作用，同時也可使高血壓的人不易引起腦中風。當然，不僅是抑制血壓和腦中風，喝茶——甚至可能有防止心肌梗塞及狹心症的效果。

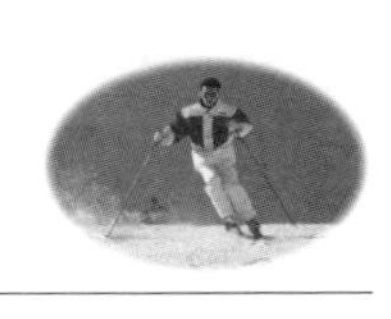

由於高血壓會引起腦出血及動脈硬化等疾病，而且還有包括原因不明、很難應付的疾病，因此已開發出多種血壓降低劑。但是，有大多數的人雖具極輕微的高血壓，但並沒有到要吃藥的程度，只要能培養出多喝茶的習慣，多少能有所幫助。

同樣是飲品，咖啡卻會造成血壓上升，因此，如果您常喝咖啡，又擔心血壓上升的人，不妨考慮以茶來代替。

*抑制糖尿病

糖尿病、高血壓及心臟病等，一樣是成人病的一種，往往在不知不覺中形成，有些人發現時，早已被各種合併症所困而苦不堪言。但是，由於茶對糖尿病有預防效果，所以，只要能在每天多喝茶，便可達到效果。

基本上，糖尿病是血液中的葡萄糖比例比一般人還多，而喝茶對糖尿病有療效，就是茶對降低血糖值有作用。

治療糖尿病就是要能有效的減少葡萄糖的量。方法之一是設法抑制澱粉成爲葡萄糖

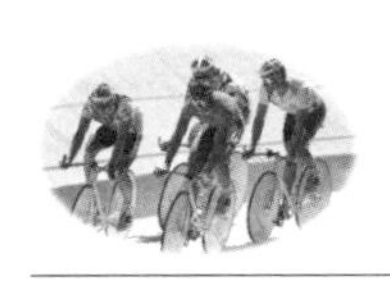

之酵素的作用。含於人類唾液的澱粉酶有將澱粉分解爲葡萄糖的作用。而含於茶內的兒茶素有抑制該澱粉酶作用的性質。

因此，飲茶能調節供給血液之糖的量，將惡化情況降至最低的程度。

＊預防蛀牙、口臭

蛀牙的起因爲留在牙齒表面的食物殘渣，被口腔內的細菌分解成酸性，破壞牙齒的琺瑯質所引起。因此，如果沒有驅除蛀牙菌，蛀牙菌則會逐漸繁殖，並且破壞其他牙齒的琺瑯質。

蛀牙菌以砂糖爲營養源，造成「葡聚糖」之不溶於水的物質。蛀牙菌和葡聚糖會形成團狀，附著在牙齒成爲齒垢。接著蛀牙菌就在這齒垢中製造酸，然後，以這種酸溶解牙齒而形成蛀牙。

茶能有效預防蛀牙。因爲茶所含有的氟會強化牙齒表面，預防牙齒被侵蝕。兒茶素不但能防止形成蛀牙之蛀牙菌的繁殖，同時也能阻止蛀牙菌巢狀齒垢的形成。

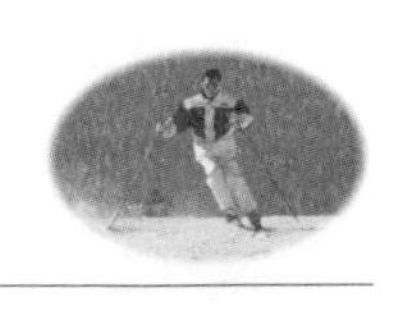

在口臭方面，吃味道重的食品難免會引起口臭，另外，隨時有口臭的人，則是因爲口中有細菌的關係，喝茶能發揮除口臭的效果，因爲茶有抗菌性，能將口中的細菌殺死。

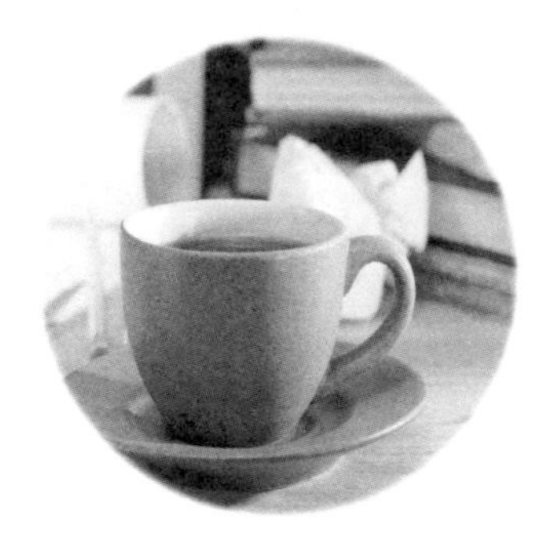

【附錄】

飲料家族

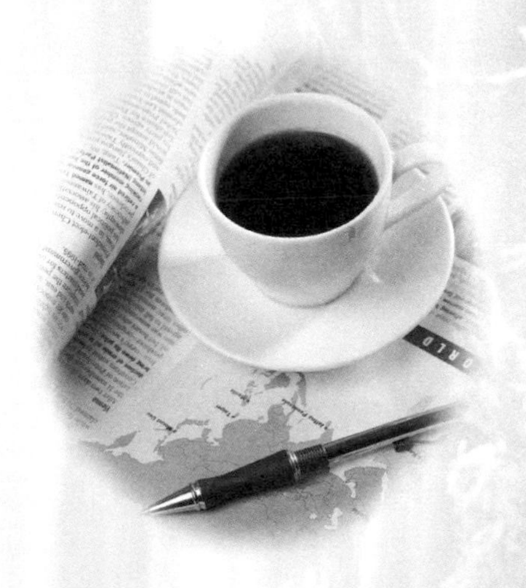

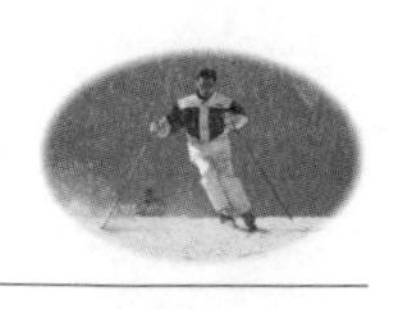

一、主流篇

目前市售飲料品牌及類型繁多，不僅強調口感，更注重功能性，形成一股飲品文化。

*功能性飲料

・運動飲料

運動後體液大量流失，尤需補充水分，運動飲料所強調的就是：含有豐富的電解質及礦物質，能迅速補充體內流失的水分。

事實上，劇烈運動後等任何形式的流汗所流失者，主要還是水分，體內電解質和礦

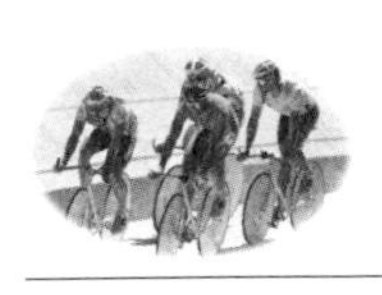

物質流失的並不多，如果貿然飲用大量電解質飲料，反而可能導致電解質過高，引起脫水，且運動飲料中含有鈉、鉀等礦物質，對一些心臟、腎臟不佳的人而言，反倒是負擔。當然以上所指的是大量攝取的情況，若能喝些運動飲料，其餘仍以白開水為主，不僅可適當補充電解質及礦物質，水分也獲得了補給。

・口服液

一般多強調其「恢復體力」的功效。市售口服液的內容大同小異，多是以胺基酸為主，再添加不同的營養成分。據曾服用過者表示，飲用後一段時間內確實感到精神較佳，但在長期大量飲用後，效果就不如最初明顯了。

畢竟，正常的作息、飲食及適度的運動，才是養生之道，熬夜、置身於充滿壓力的環境，應是迫不得已偶一為之，有些人有錯誤的觀念，以為藉由口服液來振作精神就可以了，非但不調整生活作息，反而靠口服液勉強支撐體力，實在非常要不得。

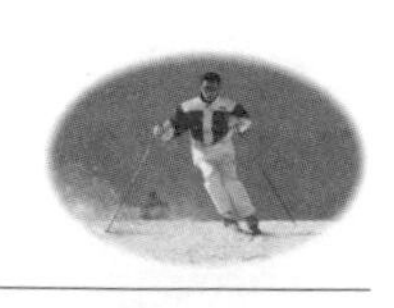

*休閒飲料

・碳酸飲料

又稱爲「清涼飲料」，主要包括汽水、可樂、沙士等，其成分不過就是砂糖、香料、碳酸水、色素及二氧化碳等。由於冰涼、有甜味、香味，所以非常容易入口，若喝得太多，可能影響胃口、變得沒有食欲；而且清涼飲料雖沒有太多營養，卻含有很高的熱量，容易令人發胖。

其次，飲料中的砂糖呈懸浮微粒狀，且保存容易，而飲料中一定會添加的「酸」，如枸櫞酸、正燐酸等，如果使用過量，易使牙齒的琺瑯質受到影響。

・酒類

以夏天而言，最具代表性的當然是啤酒、生啤酒。有的人不僅在吃飯場合飲用，平時也用來當作休閒飲料。然而，酒類的主體還是酒精，只是濃度的差別而已，其中除了熱量，則沒有太多營養價值。因此，喝酒仍應適可而止。

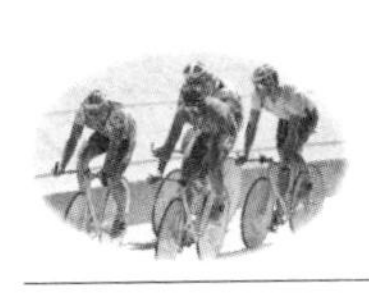

·**茶**

茶湯中主要含有單寧酸、咖啡因、維生素和氨茎酸、氟等；咖啡因有提神作用，這也是茶能歷久不衰，普受歡迎的主因。單寧酸有去油膩的作用，因此於食用油膩食物後，喝點茶即可感覺清爽。單寧酸還可以促進腸胃蠕動、幫助消化，在腸中形成保護膜，減輕發炎現象；但一般認爲隔夜茶有礙健康，主要也是單寧酸浸出過多所致。因此，喝茶以隨沖隨喝爲宜，若泡太多喝不完，應將茶湯倒出冷藏，勿浸在茶葉中，以避免浸出太多單寧酸。

·**咖啡**

由咖啡豆研磨煮食而成，含濃厚咖啡因，會刺激神經，使心跳、呼吸增快，使人暫時減低疲勞及頹喪感。但若過量飲用，會刺激腎臟、胃壁，甚至侵犯心臟血管，降低鐵的利用率。經常飲用易成癮，若不喝就沒精神，甚至呵欠連連。

·**可可**

可可豆乾燥、烘培、打碎，分離出肉質部分，再磨成粉，除去其中高達百分之五十

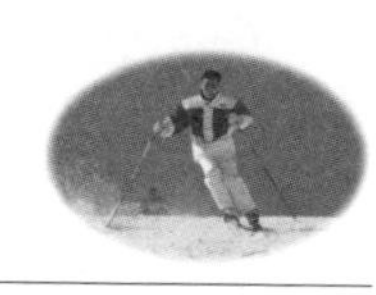

三豐富的脂肪後，即可用以沖泡。由於含脂肪量高，沖泡時又添加砂糖，因此熱量極高。

可可中還含有類似咖啡因的成分，但主要為生物鹼，興奮性沒有咖啡那麼高；其他如鈣和蛋白質等的含量也不少，嗜飲者也宜適可而止。

＊營養性飲料

·蔬果汁

主要為由蔬菜和水果打成汁後直接飲用，最好不加其他東西，也不必濾去纖維質，才更有益健康。蔬果汁雖因食物種類不同，而使營養素略有異，但均含有豐富的維他命，尤其是維他命A、B、B_2、和C，而含礦物質最多的是鉀、鈉、鎂、鈣、磷、氯和硫，以及纖維、果膠和糖分，這些東西均可促進腸胃消化、吸收，使腸子蠕動正常而有助於排泄；還能增加血管彈性、調整體液、補充營養。

·牛奶

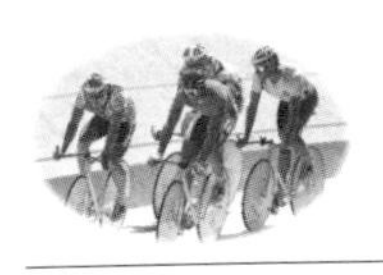

這是既營養又便宜的飲料之一，尤其一到冬季，鮮奶即大減價，實在值得經常飲用；即使於夏季，鮮奶也不很貴，對改善國人的身體方面很有助益。

・乳酸菌飲料

目前已證實，穀物、奶製品等發酵物，有消除部分自由基的作用，活化腸內的有益細菌，促使消化與排洩，進而預防老化、增強抵抗力，是相當值得鼓勵飲用的飲料。

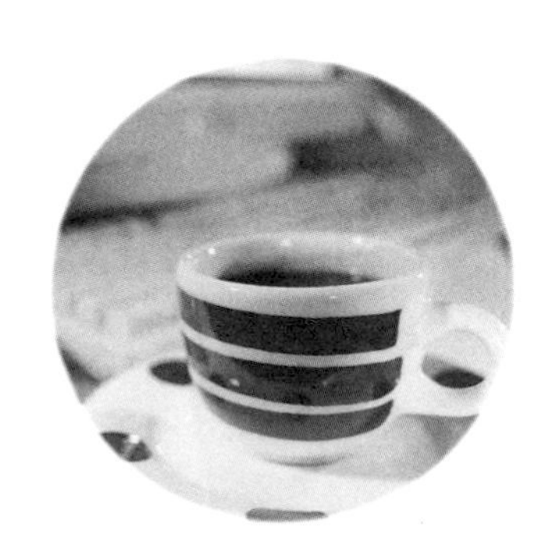

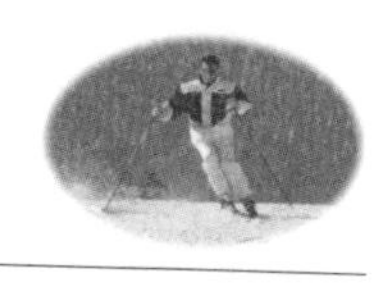

二、另類篇

除了各式衆所周知的飲料外，還有不少稀奇古怪，具有防病強身效果的另類飲料哦！

＊決明子茶

在明目、解渴、通便方面，有相當不錯的效果。

買一斤炒過的決明子，每一次抓一把放在有過濾網的茶杯中隨泡隨喝。如果爲了口感或加強明目作用，可酌加枸杞子一齊沖泡。學生、上班族、電腦族都不妨常喝。

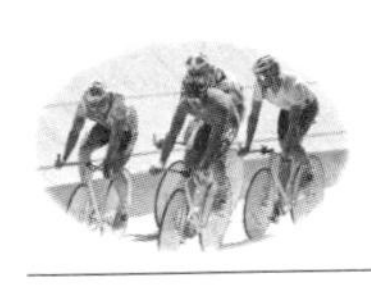

*紫蘇茶、九層塔茶

凡是夏季痱子癢、痛，尤其是小孩童的痱子癢，光用痱子粉恐怕阻塞毛細孔，反而易出紅疹時，可煮紫蘇茶或九層塔外敷內服，效果相當不錯。

*蓮心茶

蓮子性味甘溫，有利尿、滲濕、開味、消食的作用。而蓮心就是蓮子中央一條翠綠色的心，因爲味道本極苦，所以市售的蓮子通常均已挑出蓮心。事實上，就清熱解毒的效用而言，蓮心更佳。只要一小撮，放在茶杯中沖泡，並加點冰糖或黑糖，即可飲用。

*綠豆茶

綠豆有情熱、解毒、止渴、利尿的作用，凡對排尿不暢、火氣大、容易疲勞、口乾舌燥、睡不好、尿黃的人，都有功效。

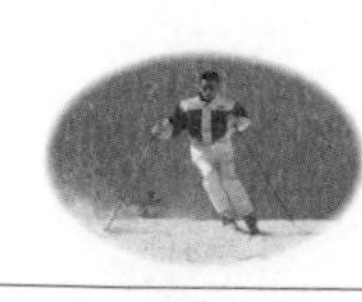

將綠豆洗淨，抓一把放保溫杯中，沖下沸水，悶一會兒後倒出飲用，喝完再沖，直到綠豆糜爛、開花時，可連綠豆一起吃下，清涼解渴作用更甚於綠豆湯。

＊欖仁茶

由欖仁樹的葉子沖泡而成，只要撿拾乾燥、掉落的葉子，充分曬乾後洗淨，撕成小碎片，加一點點清茶一起沖泡飲用。一般認爲欖仁茶在清熱、解毒、緩解肝臟不適方面，功效最好，因此，凡是常熬夜、喝酒、過勞的人都適合飲用。

＊黃連甘草茶／黑豆甘草茶

凡輕微飲食不愼，而致皮膚起風疹塊者，可沖泡或煎煮黃連甘草茶或黑豆甘草茶飲用。黑豆甘草是傳統的解毒藥，輕微中毒者均可飲用；因夏季濕熱，皮膚容易有小毛病。但黃連苦寒，吃得過量反會大熱，所以只能偶一爲之，不宜當作日常飲料飲用。

＊菊花茶

菊花茶除可清暑、退熱、解毒、利尿、明目，還可治療眼睛紅痛、皮膚痘疹，甚至緩解天氣冷熱交替所引起的偏頭痛。

一般而言，沖泡用的菊花適合使用黃菊，煎煮用者則適合用白菊。每次抓一把，用大火煮開十分鐘後熄火、放涼，挑去菊花瓣，加點兒黑糖，置冰箱冷藏，隨時喝一杯，令人精神暢快。

若不煮而僅用沖泡的方式，可單用菊花，也可加少量茶葉，味道更爲香醇。

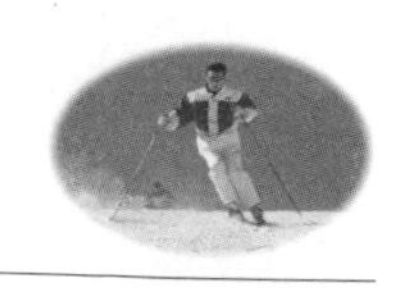

參考書目如下：

1.《糙米湯健康法》青春出版社
2.《飲茶與健康》青春出版社
3.《醋療治百病》世茂出版社
4.《蜂王漿驚異物質療百病》世茂出版社
5.《健康美麗的喝水法》健康文摘
6.《蘆薈汁健康法》國際村文庫
7.《美容整腸優酪乳》生活醫學書房
8.其他：健康方面的雜誌、期刊、相關剪報

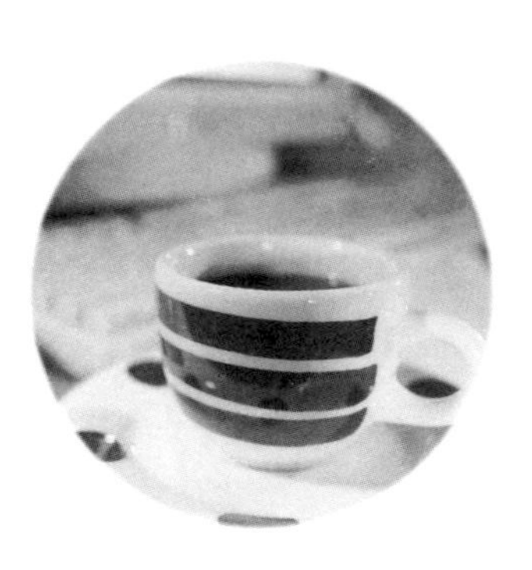

健康百寶箱 11

學習腳底按摩的第1本書

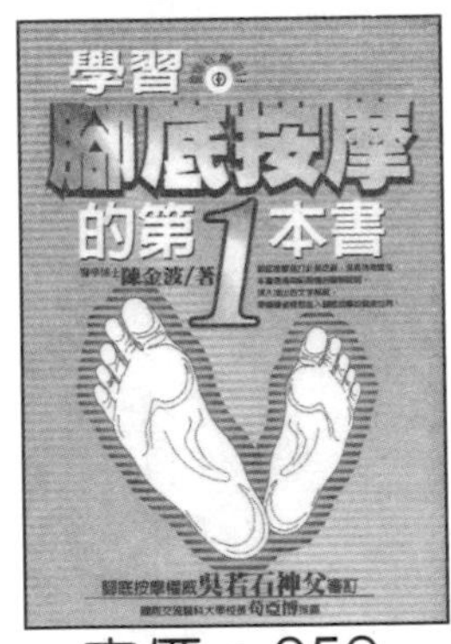

定價：250

腳底按摩免打針免吃藥，深具神奇療效。
本書透過簡明易懂的圖解說，
深入淺出的文字解說，
帶領讀者輕鬆進入腳底按摩的健康世界。

健康百寶箱 12

怎樣腳底按摩最健康

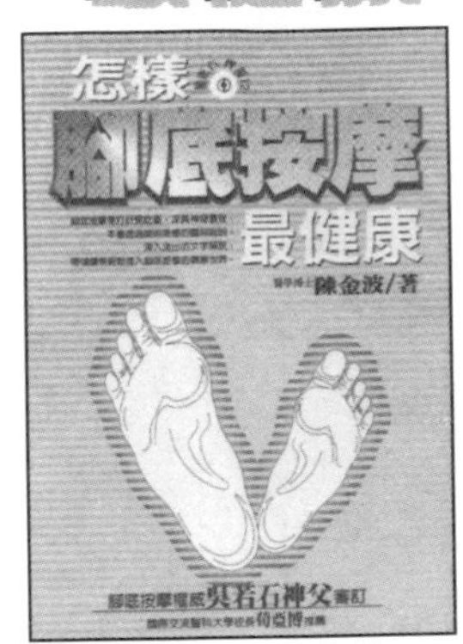

定價：300

吳若石神父／審訂
陳金波博士／著

健康百寶箱 13

新素食健康主義

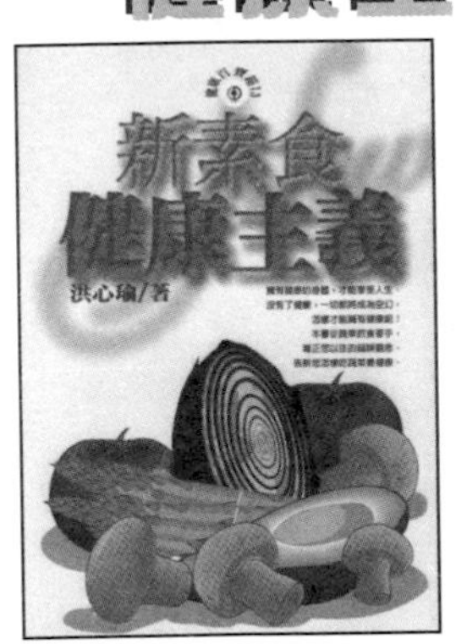

定價：250
洪心瑜／著

擁有健康的身體，才能享受人生；
沒有了健康，一切都將成為空幻。
怎樣才能擁有健康呢？
本書從蔬果飲食著手，
導正您以往的錯誤觀念，
告訴您怎樣吃蔬菜健康。

健康百寶箱 14

男人の四季保健

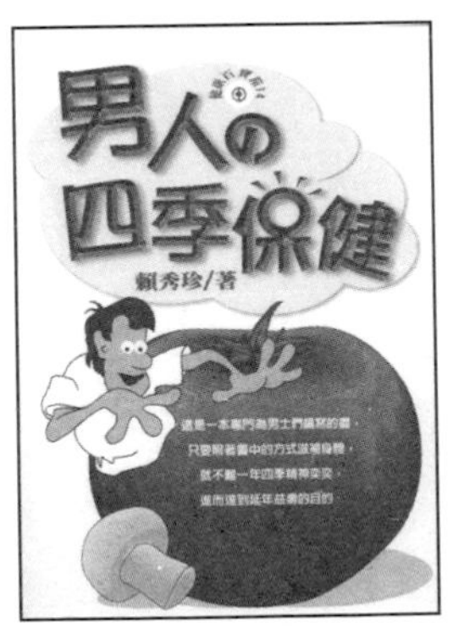

定價：250
賴秀珍／著

這是一本專門為男士們編寫的書，
只要照著書中的方式滋補身體，
就不難一年四季精神奕奕，
進而達到延年益壽的目的。

健康百寶箱 18

食物抗癌經 上

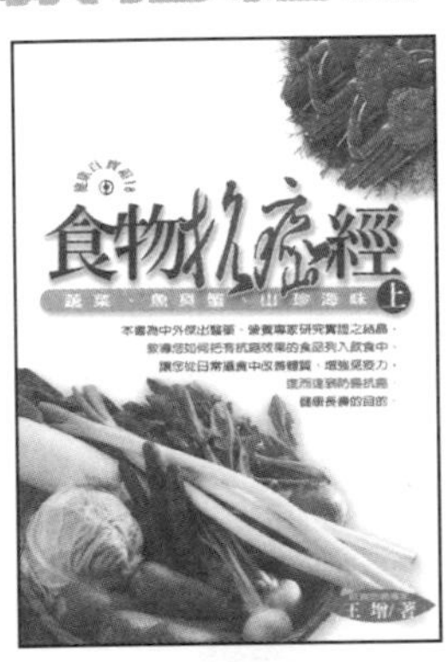

本書為中外傑出醫藥、營養專家研究實證之結晶，
教導您如何把有抗癌效果的食品列入飲食中，
讓您從日常攝食中改善體質、增強免疫力，
進而達到防癌抗癌、
健康長壽的目的。

健康百寶箱 19

食物抗癌經 下

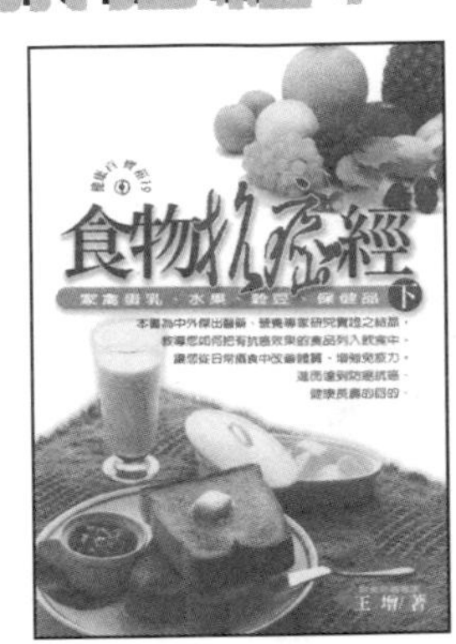

定價：250
王　增 / 著

健康百寶箱 21

健康好喝的果菜汁

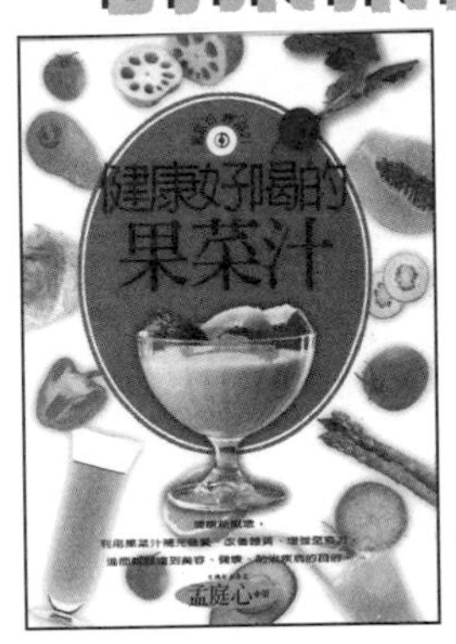

定價：250
孟庭心 / 著

利用果菜汁補充營養、改善體質、
增強免疫力，
進而輕鬆達到美容、健康、
防治疾病的目的。

健康百寶箱 22

完全養生手册

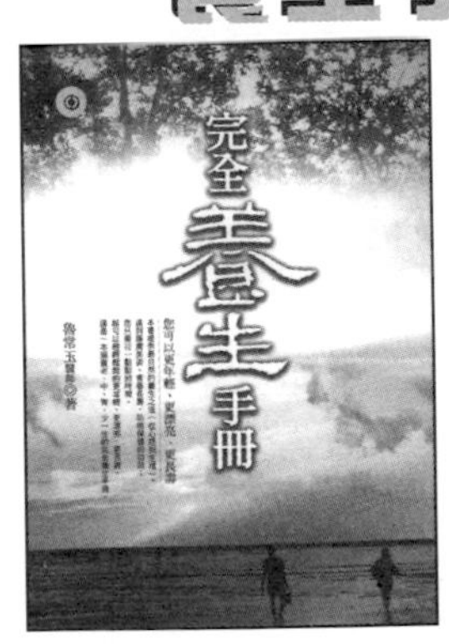

定價：250
魯常玉 / 著

本書提供最自然的養生之道（從心理到生理），達到護膚美姿、青春長壽、防癌保健的功效；您只要花一點點的時間，就可以輕輕鬆鬆的更年輕、更漂亮、更長壽。這是一本涵蓋老、中、青、少一生的完全養生手册。

國家圖書館出版品預行編目資料

會喝才健康／胡建夫著.
第一版－－ 台北市：宇河文化出版；
紅螞蟻圖書發行，2003〔民92〕
面　　公分，－－(健康百寶箱；44)
ISBN 957-659-382-4(平裝)

1.食物治療 2.飲料 3.健康法
418.914　　　　92008039

健康百寶箱 44

會喝才健康

作　　者／胡建夫
發 行 人／賴秀珍
榮譽總監／張錦基
總 編 輯／何南輝
文字編輯／林芊玲
美術編輯／林美琪
出　　版／宇河文化出版有限公司
發　　行／紅螞蟻圖書有限公司
地　　址／台北市內湖區舊宗路二段121巷28號4F
郵撥帳號／1604621-1 紅螞蟻圖書有限公司
電　　話／(02)2795-3656（代表號）
傳　　眞／(02)2795-4100
登 記 證／局版北市業字第1446號
法律顧問／通律法律事務所 楊永成律師
印 刷 廠／鴻運彩色印刷有限公司
電　　話／(02)2985-8985・2989-5345
出版日期／2003年7月 第一版第一刷

定價 220 元

ISBN 957-659-382-4　　　**Printed in Taiwan**